2013年11月27日习近平同志在山东考察工作时亲切寄语"阳光大姐":

家政服务大有可为,要坚持诚信为本,提高职业化水平,做到与人方便、自己方便。

据新华社济南2013年11月28日电

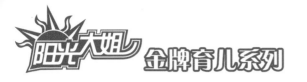

阳光大姐 金牌育儿系列

母乳喂养和产后乳房护理

主　编：卓长立　　　聂　娇 /口述
　　　　姚　建　　　王海燕 /执笔

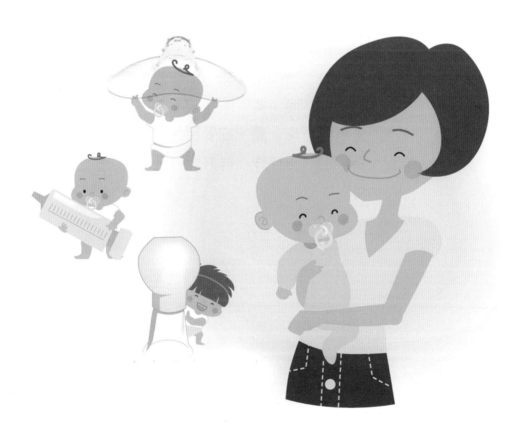

山东教育出版社

指导单位：中华全国妇女联合会发展部
　　　　　山东省妇女联合会
支持单位：全国家政服务标准化技术委员会
　　　　　济南市妇女联合会

主　　编：卓长立　姚　建
副 主 编：高玉芝　陈　平　王　莹
参加编写人员：
　　　　　王　霞　刘桂香　李　燕　时召萍　周兰琴
　　　　　聂　娇　亓向霞　李　华　刘东春　苏宝菊
　　　　　马济萍　段　美　朱业云　申传惠　王　静
　　　　　王　蓉　李　晶　高爱民　秦英秋　吕仁红
　　　　　邹　卫　王桂玲　肖洪玲　王爱玲

总　序

　　这是一套汇聚了济南"阳光大姐"创办十多年来数千位优秀金牌月嫂集体智慧的丛书；这是一套挖掘"阳光大姐"金牌月嫂亲身经历过的成千上万个真实案例、集可读性和理论性于一体的丛书；这是一套从实践中来、到实践中去，经得起时间检验的丛书；这是一套关心新手妈妈的情感、生理、心理等需求，既可以帮助她们缓解面对新生命时的紧张情绪，又能帮助她们解决实际问题的充满人文关怀的丛书。

　　《阳光大姐金牌育儿》丛书出版历经一年多的时间，从框架搭建到章节安排，从案例梳理到细节描绘，都是一遍遍核实，一点点修改……之所以这样用心，是因为我们知道，这套丛书肩负着习近平总书记对家政服务业"诚信"和"职业化"发展重要指示的嘱托。

　　时间回溯到 2013 年 11 月 27 日，正在山东考察工作的习近平总书记来到济南市农民工综合服务中心。在济南"阳光大姐"的招聘现场，面对一群笑容灿烂、热情有加的工作人员和求职者，总书记亲切地鼓励他们：家政服务大有可为，要坚持诚信为本，提高职业化水平，做到与人方便、自己方便。

　　习近平总书记的重要指示为家政服务业的发展指明了方向。总结"阳光大姐"创办以来"诚信"和"职业化"发展的实践经验，为全国家政服务业的发展提供借鉴，向广大读者传递正确的育儿理念和育儿知识，正是编撰这套丛书的缘起。

济南阳光大姐服务有限责任公司成立于2001年10月,最初由济南市妇联创办。2004年,为适应社会需求,实行了市场化运作。"阳光大姐"的工作既是一座桥梁,又是一条纽带:一方面为求职人员提供教育培训、就业安置、权益维护等服务;另一方面为社会家庭提供养老、育婴、家务等系列家政服务,解决家务劳动社会化问题。公司成立至今,已累计培训家政服务人员20.6万人,安置就业136万人次,服务家庭120万户。

在发展过程中,"阳光大姐"兼顾社会效益与经济效益,始终坚持"安置一个人、温暖两个家"的服务宗旨和"责任+爱心"的服务理念。强化培训,推进从业人员的职业化水平,形成了从岗前、岗中到技能、理念培训的阶梯式、系列化培训模式,鼓励家政服务人员终身学习,培养知识型、技能型、服务型家政服务员,5万余人取得职业资格证书,5000余人具备高级技能,16人被评为首席技师、突出贡献技师,成为享受政府津贴的高技能人才,从家政服务员中培养出200多名专业授课教师。目前,"阳光大姐"在全国拥有连锁机构142家,家政服务员规模4万人,服务遍布全国二十多个省份,服务领域涉及母婴生活护理、养老服务、家务服务和医院陪护4大模块、12大门类、31种家政服务项目,并将服务延伸至母婴用品配送、儿童早教、女性健康服务、家政服务标准化示范基地等10个领域。2009年,"阳光大姐"被国家标准委确定为首批国家级服务业标准化示范单位,起草制订了812项企业标准,9项山东省地方标准和4项国家标准;2010年,"阳光大姐"商标被认定为同行业首个"中国驰名商标";2011年,"阳光大姐"代表中国企业发布首份基于ISO26000国际标准的企业社会责任报告;2012年,"阳光大姐"承担起全国家政服务标准化技术委员会秘书处工作,并被国务院授予"全国就业先进企业"称号;2014年,"阳光大姐"被国家标准委确定为首批11家国家级服务业标准化示范项目之一,始终引领家政行业发展。

《阳光大姐金牌育儿》丛书对阳光大姐占据市场份额最大的月嫂育儿服务进行了细分,共分新生儿护理、产妇产褥期护理、月子餐制作、婴幼儿辅食添加、母乳喂养及哺乳期乳房护理、婴幼儿常见病预防及护理、婴幼儿好习惯养成、婴幼儿抚触及被动操等八册。

针对目前市场上出现的婴幼儿育儿图书良莠混杂，多为简单理论堆砌、可操作性不强等问题，本套丛书通过对"阳光大姐"大量丰富实践和生动案例的深入挖掘和整理，采用"阳光大姐"首席技师级金牌月嫂讲述、有过育儿经验的"妈妈级"专业作者执笔写作、行业专家权威点评"三结合"的形式，面向广大读者传递科学的育儿理念和育儿知识，对规范育儿图书市场和家政行业发展必将起到积极的推进作用。

"阳光大姐"数千位优秀月嫂亲身经历的无数生动故事和案例是本套丛书独有的内容，通过执笔者把阳光大姐在实践中总结出来的诸多"独门秘笈"巧妙地融于故事之中，使可读性和实用性得到了很好的统一，形成了本套丛书最大的特色。

本套丛书配之以大量图片、漫画等，图文并茂、可读性强，还采用"手机扫图观看视频"（AR技术）等最新的出版技术，开创"图书＋移动终端"全新出版模式。在印刷上，采用绿色环保认证的印刷技术和材料，符合孕产妇对环保阅读的需求。

我们希望，《阳光大姐金牌育儿》丛书可以成为贯彻落实习近平总书记关于家政服务业发展重要指示精神和全国妇联具体安排部署的一项重要成果；可以成为月嫂从业人员"诚信"和"职业化"道路上必读的一套经典教科书；可以成为在育儿图书市场上深受读者欢迎、社会效益和经济效益双丰收的精品图书。我们愿意为此继续努力！

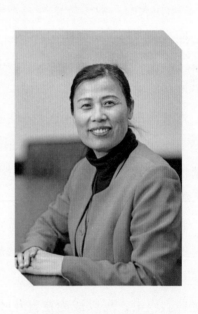

让更多产妇实现全母乳喂养

——聂娇大姐访谈录

"同样是女人，乳腺管却是千差万别。有的直，有的弯；有的像头发丝一样细，有的像火柴棒那么粗。没想到吧？你看，多有意思！"

说这话的是阳光大姐首席金牌指导师聂娇。

产妇的乳房虽然各不相同，但聂娇大姐的眼和手，却可以像"X光"一样，"照出"里面乳腺管的形态，并为产妇制订出全面合理的母乳喂养方案。她一再强调："要坚定信心，95%的产妇都可以实现全母乳喂养！"

普通的一双手，是如何完成这么精细的工作呢？

2005年，聂娇大姐服务的一位客户的孩子斜颈，到济南某医院进行推拿。在治疗室里，一边是聂娇带着客户宝宝推拿斜颈，一边是另一位产妇在让医生给推拿乳房。

"推拿的医生跟我很熟，就对我说，你也过来摸摸吧。我一看一摸，那产妇的乳房又红又烫，本人也在发烧。我心里纳闷：这也能推好吗？结果，随着推拿大夫一下一下地推，那产妇乳房里流出的液体，从一粒粒小米粒大小，慢慢变成豆粒大，后来，乳汁就直接喷射出来。这时候，大夫对我说，你再来试试她的奶温。我一试：好家伙，奶竟然是冷的！大夫告诉我，乳汁在乳腺管里积攒的时间长了，温度就会变低。等大夫推到最后，我又试了试，乳汁变温了，乳腺通了！"

太神奇了！要是掌握了这门技术，能给产妇帮多大忙啊！

从那时起，聂娇就下定决心，一定得把这门技术学到手。

那段时间里，她仔细观察推拿大夫是如何处理各种各样的乳房问题，回家后再把这些问题认真记在小本子上。

为了学习通乳腺管，聂娇自己看书，到公司请教，还在实践中积累了大量丰富的案例。

月嫂刚进客户家，往往是产妇还没下奶的时候。这时，聂娇会让自己定下心，安静地用手去感知产妇的乳房。通过触摸，慢慢感知乳腺管的每一条走向，感知乳房里有没有硬块。如果有硬块，说明原来就有乳腺增生。等产妇下奶后，再摸，就比较容易判断哪些是原来的增生点，哪些是乳汁的淤积点，疏通起来就能有的放矢。

有一位产妇，生老大时，由于乳汁淤积，引起乳腺炎，孩子一点奶没吃上。生老二时，全家压力都很大。聂娇不断给产妇增加信心，让她放松的同时，仔细为她疏通乳腺管，按摩乳房。当小宝宝终于大口大口吃上乳汁时，产妇的丈夫激动地跑到另一个屋子里埋头痛哭。

到2014年5月，聂娇大姐共服务了一百多个新生儿家庭，其中问题产妇不少：乳房有白点的、有血泡的、乳头皲裂的、内陷的、扁平的、过大的、过小的……不一而足。但她们在聂娇的精心照料下，全部实现了母乳喂养。

自2002年在"阳光大姐"公司工作以来，聂娇先后获得高级家政服务员、高级按摩师、高级育婴师、高级营养配餐师、养老护理技师等证书，成为"阳光大姐"月嫂岗前培训专职讲师。2011年，她被评为"阳光大姐十佳指导师"；2013年，她在"阳光大姐道德模范"评选中被授予"助人为乐先进个人"称号；2014年，她被授予"济南市三八红旗手"称号；2015年，被授予"济南市五一劳动奖章"。

如今，聂娇已经把"如何成功实现母乳喂养"作为自己的研究课题，开始给新进公司的姐妹们讲授这门课。聂娇说，姐妹们在实践中不断加以训练，完全能够独立替产妇解决各种母乳喂养中的难题。

聂娇说，自己是通过"阳光大姐"的平台成长起来的，是"阳光大姐"让她从一名下岗职工成长为一名对社会有用的人。她要用自己的实际行动回馈社会，让每一位走进"阳光大姐"的人感受到阳光般的温暖，让更多的月嫂掌握最专业的母婴护理技能，为更多的家庭带去欢乐。

目 录 · contents

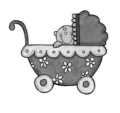

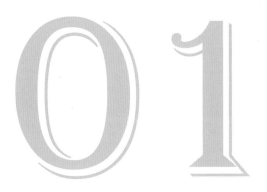

母乳喂养的准备

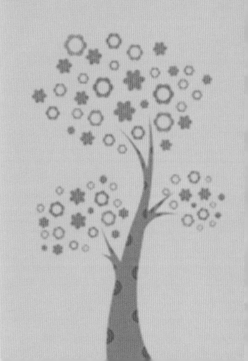

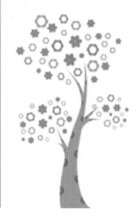

写给孕妈妈的话

亲爱的孕妈妈：

怀孕啦？！知道这个消息，也许你喜极而泣，也许你惊愕不已。但不管怎样，一个小生命在你的子宫里萌发啦！

记得一位准爸爸说过，妻子孕期让他印象最深、最感动的是感受到胎动的那一刻。爸爸都如此，更何况是身怀六甲的你呢。我觉得孕期是一个女人最甜蜜、最憧憬、最奇妙也是最辛苦的时期。我多么希望你能早知道一些孕产知识，尤其是母乳喂养的相关知识，提前预防一些可能出现的问题，让你从怀孕到生产再到喂养，都能够顺顺利利，养育出一个健康、快乐的宝宝！

在孕期孕妈妈所有愿望都化成六个字——宝宝健康就好。请记住，母乳是上天赐给宝宝的最好礼物。母乳喂养的好处说起来有一箩筐：不仅能提供给宝宝充足的营养，还能提高宝宝的免疫力；不仅能让妈妈很快恢复身材，还能让宝宝预防各类疾病。你在孕期就要为将来宝宝的大"粮仓"做好准备啦。

孕期乳房变化很大，你要学会乳房自检，对各类乳房疾病做到早预防、早诊断、早治疗。你还要学习一点乳房按摩知识，以便疏通乳腺，柔软乳房，坚韧乳头，为顺利开奶打好基础。如果你的乳头有内陷的情况，孕期适当牵拉会对以后喂奶有好处，不过要注意牵拉的孕月份和力道。当然，孕妈妈身心健康才是宝宝健康的基础，均衡营养、适当运动、保持良好心态就是你最大的工作。相信你现在的每一点努力，都会在宝宝出生后有所回报。

你的母婴护理朋友　聂娇

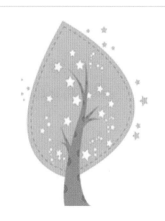

从身边故事看
母乳喂养的好处

　　母乳喂养的话题，大概多数准妈妈或新妈妈都不陌生。但是，面对越来越多的配方奶粉广告，有的新妈妈会想，相比母乳，配方奶是不是更有营养，会让孩子更健壮？有的新妈妈担心母乳喂养会导致乳房下垂或身材臃肿，而放弃了母乳喂养，给宝宝和妈妈带来了终身遗憾。

　　下面通过聂娇大姐亲身经历的故事，让我们看看母乳喂养对宝宝和妈妈的好处。

母乳喂养对宝宝的好处

聂娇大姐讲故事

　　亮亮是我照看过的一个新生儿，出生后第二天就被诊断为新生儿吸入性肺炎，住到了儿科病房。家里人都很难过，却束手无策。妈妈见不到孩子心急火燎的，情绪低落。我跟妈妈说："现在孩子在儿科病房，孩子出现任何状况都有医生来照看，您就卸下思想包袱，全心全意地产奶和喂奶吧。"

　　于是，我每天用吸奶器吸出产妇的母乳给宝宝送去喝。刚开始下奶少，一天只能挤出20毫升，后来一天能挤出60毫升，早上送一次下午送一次。几天下来，初乳一点都没浪费。过了8天，孩子就痊愈出院了。大夫说："孩子喝了初乳以后，免疫力增强了，所以才能这么快出院。你看隔壁那个孩子，没喝母乳，同样的病，住院时间比你还长，却没你家孩子恢复得快。"

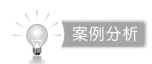

案例分析

母乳不仅含有婴儿必需的营养成分，还含有抵抗感染的免疫球蛋白、抗病因子、乳铁蛋白、溶菌酶，可以保护宝宝娇嫩的胃肠道和呼吸器官不受细菌侵害，能让宝宝不生病或少生病。

在宝宝生病的时候，母乳妈妈成熟的免疫系统可以产生宝宝需要的抗体，所以宝宝吃了母乳就会在身体里形成保护层，以有效阻断各种细菌感染，帮助宝宝迅速恢复健康。亮亮的故事说明了母乳特别是初乳对宝宝健康多么重要！

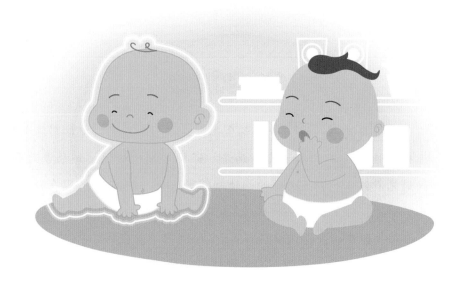

有的新妈妈觉得配方奶和母乳应该差不多，有的还觉得吃配方奶的孩子长得比较胖大惹人喜爱。殊不知，婴儿配方奶粉只是以母乳为标准，

尽可能地模仿出与母乳"像"的配方，但是不论如何模仿，有些东西就是模仿不出来。最典型的就是多种抗感染的因子，如免疫球蛋白、溶菌素，以及抗炎与免疫调节因子等。有的研究还指出，吃母乳的婴儿以后患儿童糖尿病与儿童癌症概率较低。而对于婴儿的免疫机能最重要的是产后7天内分泌的初乳（含抗体、排便因子），母亲应尽可能地喂给婴儿。

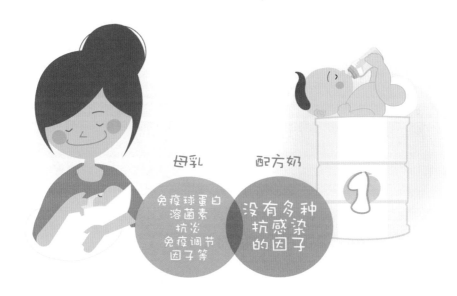

牛奶是牛妈妈为小牛生产的，为了帮助小牛奔跑迅速，牛奶含有丰富的蛋白质；而人类的身体是不需要那么高含量的蛋白质的。最神奇的是，母乳是按需制造，宝宝需要多少就产多少，宝宝需要什么样的营养就会有什么营养，宝宝需要什么样的抗体就会产生什么抗体。这就是母乳与牛奶的区别。

所以提醒新妈妈，在宝宝出生后半小时内、母婴都平稳以后，要第一时间让宝宝吮吸妈妈的乳房，如果像亮亮这样因生病而母婴分离的宝宝，护理人员要用吸奶器（最好是电动的）及时吸出初乳喂给宝宝。

为什么说初乳赛黄金?

分娩后7天内,新妈妈乳房分泌的乳汁叫初乳,淡黄色,质稠、量少。

初乳营养最好,含有丰富的蛋白质、微量元素、长链多不饱和脂肪酸等营养素,这些成分比成熟乳要高得多,还富含免疫活性物质,比如大量的吞噬细胞、粒细胞、淋巴细胞,有助于增进新生儿呼吸道及消化道防御病菌入侵的能力,提高宝宝的抵抗力。

初乳还有通便作用,可以清理初生儿的肠道和胎便,因此,新妈妈应尽早开奶,产后30分钟内即可喂奶。尽早开奶具有刺激泌乳的作用,有利于建立母子依恋关系,减轻新生儿生理性黄疸、生理性体重下降和低血糖的发生。所以,一定要在出生后最初几天内将初乳喂给宝宝,保证宝宝健康。

现在我们总结一下母乳喂养对宝宝的好处:

1. 母乳营养丰富。母乳是宝宝最完美的食品,几乎含有宝宝成长所需的全部营养成分,如蛋白质、脂肪、碳水化合物、无机盐、维生素及促进脑发育的酶和水分,最适合婴儿的消化吸收和成长发育。

2. 母乳含有抗体。在婴儿的免疫系统尚未发育完全时,母乳可以帮助婴儿提高免疫力,保护婴儿免受感染,预防腹泻、呼吸道疾病,更能降低婴儿过敏的风险。所以,母乳喂养的婴儿,在6个月之前,比人工喂养和混合喂养的婴儿,更不易遭受各种疾病的威胁。

3. 对于早产儿和低体重儿,其成长发育和足月儿一样迅速,但是体内储存的各种营养素比足月新生儿低。所以,对于早产儿来说,对各种营养素的需求远远超过足月儿。神奇的是,在早产或是低体重儿的母亲的乳汁中,蛋白质比足月儿母亲乳汁中的蛋白质含量要高出80%,并且乳汁中乳糖含量也比较高,所以越是早产儿或低体重儿,越要尽早喂母乳。

4. 母乳喂养有利于婴儿的人格发展与亲子关系的培养。有时婴儿哭闹并不是因为饥饿，而是他需要吮吸妈妈乳房时的那份安全感。哺乳的过程中，婴儿和母亲有皮肤对皮肤的接触，眼对眼的交流，满足了婴儿对温暖、安全及爱的需求。

母乳喂养对妈妈的好处

聂娇大姐讲故事

张丽是位公务员，怀孕前体重130斤，怀孕期间营养丰富，不爱运动，吸收能力又好，到临产时体重将近200斤。宝宝出生时8斤6两。张丽一见到我就说："阿姨，我就想减肥，那些下奶的东西我不想吃了。"我说："你要真想减肥，就要听我的话，我会既保证你有充足的奶水，又会让你顺利减肥的。"她开始有些不相信，我说：咱们一方面合理饮食，既保证营养，分泌乳汁，又能通过喂奶燃烧脂肪；另一方面合理使用腹带，防止内脏下垂，保证让你顺利减肥。

张丽是剖宫产，产后6小时内我就帮着她做了腿部按摩，防止腿部静脉血栓的形成，并帮助她翻身，以促进血液循环，早排气。一般产后24～36小时就要排气，这对产妇很重要。产后第2天，定时定量用餐，吃得少而精。产后第5天，出院回家，这期间身体会排汗，排废水、废气、废血，张丽由生产完的180斤变成了173斤。产后第7天，张丽说刀口不痛不痒了，我就帮助她扎上有松紧的腹带，托起肚子，刀口有点痒的时候，就缠腹带，用宽14.5厘米、长10米的腹带，缠了6圈。到产后第13天能缠10圈。

张丽的奶非常好，体内的脂肪迅速转化成了乳汁，到产后20天的时候，体重就降至165斤。继续坚持合理饮食，产后30天，张丽体重降至160斤。到孩子3个月大的时候，张丽有事去办公室，同事们几乎认不出她了，大家都没想到张丽看上去那么苗条，跟产前简直判若两人，这时她的体重减到了150斤。继续坚持少油清淡的饮食，到产后7个月的时候，张丽顺利减到134斤，她又重拾自信，整个像变了一个人一样。张丽开心地说，有人说女人坐月子会改变一个人的体质，会改变一个人的形象，这话一点都不假。

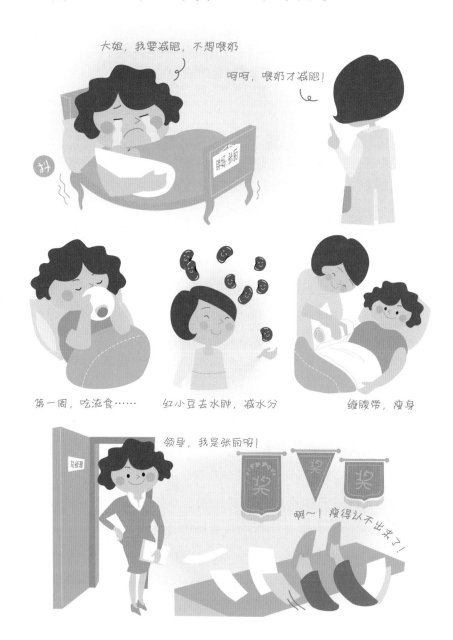

有的新妈妈担心母乳喂养会导致乳房下垂或身材臃肿，而放弃了母乳喂养，这种想法真是大错特错。其实，母乳喂养不但能提供给宝宝充足的营养，促进宝宝产生抗体，而且能帮助产妇产后迅速恢复身体。

随着生活水平的提高，像张丽这样孕期体重超重的孕妇越来越多，产后减肥成了必不可少的一环。产后如何减肥呢？节食？吃减肥药？运动？这些对于刚刚生产的妈妈都不适合。

怎么办呢？母乳喂养就是最好最科学的减肥方式。

产妇应在产后第一时间让宝宝吸吮乳汁，宝宝吸吮乳汁的过程中，产妇能明显感受到子宫收缩，这也是子宫收缩的最好时期。随着子宫收缩，产妇恶露迅速排出，体内的废物、多余的水分也迅速排出，就能让子宫从产后的气球大小恢复到孕前的拳头大小。乳汁分泌还能迅速燃烧脂肪，比跑步机还管用。哺乳期产妇佩带合适的纯棉胸罩可使乳房丰满，避免乳房下垂。通过合理饮食，适当正确使用束腹带，很快就能变身成苗条美丽的超级辣妈。妈妈提供给宝宝成长必需的乳汁，而宝宝吃奶就是对妈妈最好的回报！

所以，对于妈妈来说，母乳喂养的好处是很多的：

1. 母乳喂养是妈妈的享受。当宝宝紧紧依偎在妈妈的怀抱里，小嘴吮吸着，小手抚摩着妈妈的乳房，妈妈会强烈地感受到自己和孩子之间无法取代的独特关系，母爱被充分唤起。

2. 母乳喂养方便卫生。乳汁是现成的，不用消毒，不用调配，温度也合适。妈妈如果带着孩子外出，母乳喂养则不需要带很多瓶瓶罐罐，也不用担心奶变质。

3. 母乳喂养有助于妈妈恢复身材。妈妈在哺乳时释放的荷尔蒙可以促进子宫很快恢复到正常大小，而且乳汁的分泌会消耗妊娠期间积蓄的脂肪。

4. 母乳喂养可预防乳腺癌。研究显示，若坚持母乳喂养六个月以上，那么女性罹患乳腺癌的风险就会降低5%。通过母乳喂养，可以避免乳汁淤积引发乳腺炎，调节内分泌系统使激素平衡，促进乳房再次发育，使受到破坏的细胞顺利排出体外，从而降低乳腺癌风险。

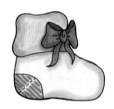

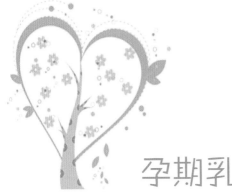

孕期乳房护理私房话

乳房是女人的骄傲，也是宝宝最重要的"粮仓"。了解了母乳喂养的好处，那么在哺乳前要做哪些准备呢？下面让我们来学习呵护乳房的技巧吧。

学会乳房自检

聂娇大姐讲故事

刘云是我照顾过的一位产妇，她刚剖宫产生完孩子、还没下奶时，我循例给她做乳房检查。我洗好手，用干净毛巾擦净乳头，检查她的乳头是否有内陷、扁平、过大或过小等特殊情况。然后我用手沿着输乳管的方向仔细检查整个乳房，推到右侧乳房外侧的时候，发现有一个硬币大小的硬块，硬块边缘不规则，推起来不活动。刚生产完，还没有下奶，不应该有硬块的。我说："你做过乳腺检查吗？"刘云说："没有啊，我原来没发现有硬块。"我赶紧找大夫来检查。经过一系列检查，刘云被确诊为乳腺癌。出产房没多久又进了手术室，做了乳腺癌改良根治术，切除了一侧乳房。

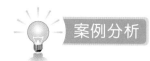

乳房自检是有效预防乳腺疾病的重要一环。要警惕妊娠或哺乳期乳腺癌。刘云就是忽略了乳房自检和检查，才延误了病情。如果及早发现，就可以适时终止妊娠，为治疗争取宝贵的时间。

研究发现，大部分的乳腺癌患者都是平时不检查、不重视、不注意，到发现的时候就比较严重了，如果能早期预防、早期诊断、早期治疗，早期乳腺癌的治愈率会达到95%左右。

新妈妈在怀孕期间要关注乳房的变化，如果发现有乳房肿块、乳头凹陷或橘皮样组织，要立即就医。怀孕期间乳房的变化一般是这样的：怀孕初期，乳房会发胀，慢慢往外扩张，乳头颜色由粉红色变为咖啡色，乳晕由粉红色慢慢变为咖啡色甚至黑色，乳房逐渐充盈，这是为哺乳作准备。到怀孕五六个月的时候，乳房变化最大，可能会增大两个罩杯以上。所以孕期要及时选择更换合适的文胸，以适应乳房的变化。

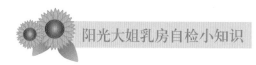

阳光大姐乳房自检小知识

如何通过乳房自检早期发现乳腺癌？

洗净双手，在每月月经后的7～10天，做一个自检。把衣物去除，面对镜子，先检查双侧乳房外观有无内陷（就像小酒窝一样），再看乳头是否有内陷。然后用手指、手掌检查整个乳房：五指伸直并拢用掌面紧贴在乳房上，左手检查右侧乳房，右手检查左侧乳房，可以顺时针也可以逆时针检查。从乳房的根部至乳晕、乳头，看乳头有无溢液，并嗅一嗅有无异味。注意不要把乳房抓起。

自查时按以下顺序进行：

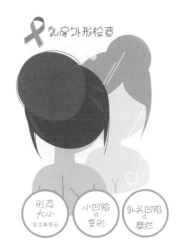

乳房外形检查

形态大小
是否有变化

小凹陷
或
变形

乳头凹陷
或
糜烂

1. 乳房外形：面对镜子站立，上肢放松自然下垂，观察左右乳房的形态和大小是否有变化、乳房是否有小的凹陷（小酒窝状）或变形、乳头是否有内陷或糜烂。

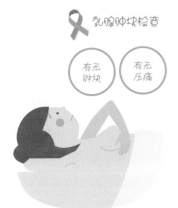

乳腺肿块检查

有无肿块

有无压痛

2. 乳腺肿块：坐位或仰卧，五指并拢用手指掌面及手掌前半部分平放于乳房上触摸，检查乳房内有无肿块及压痛，肿块的大小、形状、质地、表面状态、活动度、边界是否清楚。

3. 腋窝淋巴结：站立位，伸直右手指放在左腋下，用指尖检查是否有淋巴结；同样方法检查右腋下是否有淋巴结。

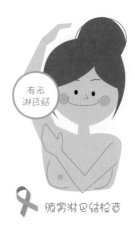

有无淋巴结

腋窝淋巴结检查

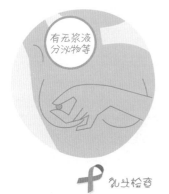

有无浆液分泌物等

乳头检查

4. 乳头是否有分泌物溢出：轻轻抓住乳头，看是否能挤出血性或浆液性分泌物。当发现乳房肿块、乳头溢液、乳头凹陷时，就应到医院请专业医生通过体检、乳房B超和钼靶检查。

乳房的孕期护理

聂娇大姐讲故事

　　美菱是一位都市白领，在外企工作，身材苗条，孕前喜欢穿带钢圈的胸衣。

　　顺产生下宝贝女儿两天后，疼爱她的丈夫就订了全汤（下奶汤）给她喝，没想到当天晚上奶水汹涌而来，她的乳房一夜之间大了两个罩杯，可是乳腺不通，宝宝怎么吸也吸不出乳汁来，饿得哇哇大哭，美菱抱着石头一样的乳房不知如何是好。

　　她着急地在深夜给我电话："聂大姐，我扛不住了，难受死了！你赶紧来一趟吧。"我半夜来到她家，做了很长时间的乳房推拿，她疼得死去活来，这才缓解了点症状。

　　后来我们聊天时，她提出过两年还想再要一个孩子，我劝她说："美菱，你要是还想要个宝宝，那就听我的话，扔掉你乳罩上的钢托，因为钢托会挤压乳腺，影响乳房的血液循环。还要特别注意乳房的按摩护理，要不然，下次哺乳还得受罪。"她连连点头："是，是，知道了。"

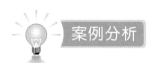 案例分析

　　乳房是宝宝未来的"大粮仓"，可是因为输乳管不通畅，产后会引起涨奶。如果不提前按摩开奶，产妇奶胀得像石头一样，严重的还会引起乳腺炎。所以在孕期就要学习一些乳房按摩的技巧，以疏通乳腺。

　　乳房按摩有很多好处。按摩可以软化乳房，使乳腺管畅通，促进乳汁通畅流出。同时可以帮产妇树立母乳喂养的信心。按摩乳房还能清除乳管中因新陈代谢而产生的污垢和来自文胸的棉絮组织。刺激乳头和乳晕，会

使乳头的皮肤变得更有韧性，宝宝吸吮也容易。经常按摩还可防止产后乳房下垂。

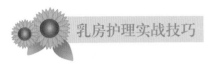

乳房护理实战技巧

1. 认识乳房

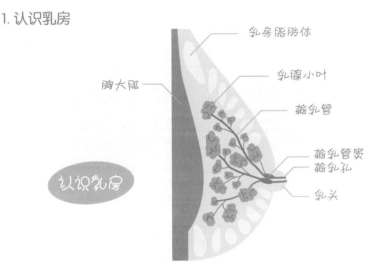

乳房脂肪体

胸大肌

乳腺小叶

输乳管

输乳管窦
输乳孔

乳头

认识乳房

　　在学习乳房护理前，先了解一下乳房的结构。乳房主要由腺体、导管、脂肪组织和纤维组织等构成。其内部结构犹如一棵倒着生长的小树。乳房腺体由15～20个腺叶组成，每一腺叶分成若干个腺小叶，每一腺小叶又由10～100个腺泡组成。腺泡紧密地排列在小乳管周围，它的开口与小乳管相连。许多小乳管汇集成小叶间乳管，多个小叶间乳管汇集成一个腺叶的乳腺导管，又叫输乳管。输乳管共15～20根，以乳头为中心呈放射状排列，汇集于乳晕，开口处在乳头，称为输乳孔。输乳管在乳头处较狭窄，后膨大为壶腹，称为输乳管窦，能储存乳汁。

　　脂肪组织的多少是决定乳房大小的重要因素之一，但与分泌乳汁没有直接关系。所以不要觉得自己胸部是"飞机场"，就对母乳喂养失去信心，其实乳房的大小、形状与奶水的多少真的没有关系。看着自己用小小的乳房，养大一个胖胖的孩子，会感到无比自豪。

2. 乳房按摩的方法

可以在洗澡时按摩自己的乳房，按摩时，可以使用乳房按摩凝胶，利于润滑和疏通乳腺。

第一步，用温热毛巾对整个乳房热敷。

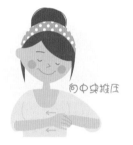

第二步，一只手横放在另一侧乳房上，另一只手压在该手上，双手重叠用力向胸中央推压乳房按摩。

第三步，将双手手指并拢放在乳房斜下方，从乳房根部振动整个乳房，然后用双手将乳房向斜上方推压按摩。

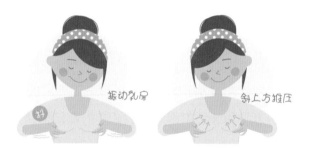

第四步，从下面托起乳房，用双手向上推压乳房。

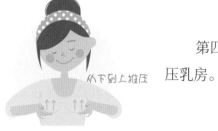

可以用钝齿的梳子自乳房根部向乳头轻轻梳理，也能使乳腺管通畅，有利于产后哺乳。

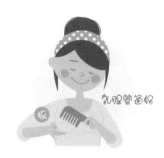

3.乳头按摩的方法

乳房按摩以后，可以按摩乳头，乳头按摩也是很重要的，需要掌握一些技巧。在按摩前，可以拿稍微粗糙点的毛巾擦拭乳头，让乳头产生一定的韧性，这样产后孩子吃奶的时候乳头不容易皲裂。乳头按摩方法如下：

第一步，洗净双手，用温水自乳头外以环形法擦洗至乳房基底部(锁骨处)，分别清洗左、右侧的乳房。乳头应避免用肥皂清洗，以免洗去外层的保护性油脂，同时注意清洗痂皮。

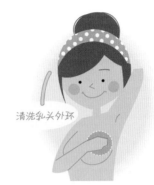

清洗乳头外环

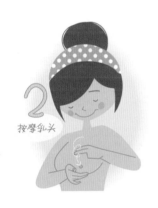

按摩乳头

第二步，清洗后用手托住乳房，自锁骨下乳房基底部以中指和食指向乳头方向打着圈按摩，可以感应乳腺的走向，以拇指和食指揉捏乳头以增加乳头韧性。按摩时两手拇指、食指自乳房根部向乳头方向按摩，每日两次，每次5分钟。

乳头内陷的孕期护理

聂娇大姐讲故事

产妇小璐生产后的第2天，奶水就汹涌而来，她心想：真是太好了，不用愁宝宝没奶吃了。可是没过几天，小璐就感受到了哺乳的痛苦，因为乳头内陷，宝宝一开始含不住奶头，好不容易含住了，吃奶的时候却钻心地疼。产后第12天，小璐给宝宝喂奶时，觉得乳头特别痛，而且整个乳房也火辣辣地胀痛，实在难以忍受。她伸手一摸，发现右侧乳房里有一个硬硬的肿块，一碰就痛，再仔细一看，两个乳头都被宝宝吮破了，上面还沾着血，伴随而来的还有身体发冷、打寒战、发烧等症状。小璐得乳腺炎了。

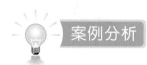
案例分析

小璐是因乳头内陷引发乳头皲裂，后来发展成了乳腺炎。一般来说，如果乳头不凸出于乳晕平面，甚至凹陷于皮面之下，致局部呈火山口状时，就属于乳头内陷。

乳头内陷是比较常见的，有报道称乳头凹陷的妇女比例高达40%，通常具有遗传性。乳头内陷分真性内陷和假性内陷两种。如果乳头退缩或翻入乳房内，且牵拉也不高出乳房皮肤者，为真性乳头内陷；如果乳头发育正常而陷入乳晕内，乳头与皮肤在同一平面而不能竖起，经牵拉如常人者，为假性乳头内陷。

乳头内陷常导致乳头皲裂，一旦乳头皲裂，乳头上就出现裂口，而因宝宝口腔、鼻腔内有金色葡萄球菌，伴随着吃奶、呼吸，病菌会吸附在裂口处，并通过裂口和乳头处的输乳孔进入乳窦，再进入整个乳房，进而引发乳腺炎。如果在孕期适当做些乳头牵拉，会对以后的喂奶有好处，但是一定注意牵拉的技巧。

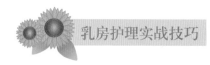
乳房护理实战技巧

如果乳头内陷，掌握好正确的护理方法照样可以顺利哺乳。一般怀孕后前3个月，千万不要过度关注自己的乳房，不要揉搓乳头。因为这个时候刺激乳头，会引起宫缩，容易导致流产。

从怀孕第5个月开始可以适当做乳头牵拉，具体做法是五指并拢，捏住乳头，轻轻牵拉，每天做2～3次，每次5～10分钟。牵拉的力道一定要适中，如果用力过大会引起流产，感到不适应马上停止。

怀孕8个月以后，每天牵拉2～3次，每次时间约20分钟。动作尽量轻一些，如果力道过大会引起早产。如果感到腹部不适，就马上停下来。这样坚持做下来，一般孩子出生后就能正常喂奶了。

专家点评

从打算要宝宝开始，就应该为母乳喂养提前做好计划。不要害怕哺乳后乳房的变化，只要采取保健措施，您还是会拥有挺拔的乳房的。如果决定用自己的乳汁喂养宝宝，那么从怀孕开始就应该为将来的母乳喂养做好各方面的准备。

1. 注意孕期营养。母亲营养不良会造成胎儿宫内发育不良，还会影响产后乳汁的分泌。在整个孕期和哺乳期，都需要摄入足够的营养，多吃富含蛋白质、维生素和矿物质的食物，为产后泌乳做准备。

2. 孕妇在怀孕期间应注意对乳头和乳房的保养。乳房、乳头的正常与否会直接影响产后的哺乳。在孕晚期，可在清洁乳房后用羊脂油按摩乳头，增加乳头柔韧性；使用宽带、棉制乳罩支撑乳房，防止乳房下垂。乳头扁平或凹陷的孕妇，应在医生指导下，使用乳头纠正工具进行矫治。

3. 定期进行产前检查，发现问题及时纠正。保证妊娠期身体健康及顺利分娩，是妈妈产后能够分泌充足乳汁的重要前提。

4. 了解有关母乳喂养的知识，取得家人的共识和支持，树立信心，下定决心，这样母乳喂养才容易成功。

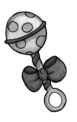

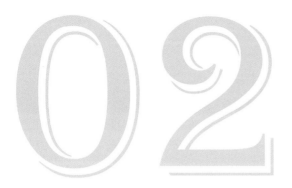

02

母乳喂养关键的头三天

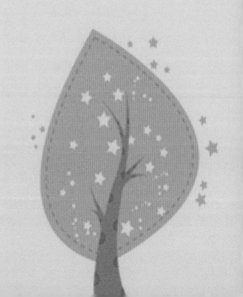

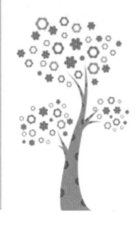

写给新妈妈的话

亲爱的新妈妈：

十月怀胎，一朝分娩。当看到自己孩子的那一刻是不是感到特别兴奋？是不是觉得做母亲真的太伟大、太神奇了，自己竟然孕育了这样一个可爱的小家伙？这个小家伙怎么这么漂亮啊，该拿什么来爱他呢？

这时候，最重要的是让宝宝第一时间吃到你的第一口奶。

早吸吮、早接触、早开奶，可以帮助乳汁分泌和子宫恢复，初乳也能提高宝宝的抵抗力。注意哦，不要用奶瓶，乳头混淆以后可很麻烦。好的开始是成功的一半，产后前三天是下奶关键中的关键。

你可能以为抱着宝宝喂奶是自然而然天生就会的事情，实际上，妈妈喂奶和宝宝吃奶的姿势有很多技巧，特别是剖宫产的情况更是如此。搞不好，会乳头皲裂甚至落下月子病。而遇到不会吃奶的宝宝，你就要学习"压舌训练法"等专门技巧，帮助宝宝学会吃奶。

产后第三天左右，你可能会忽然感觉乳房胀得跟气球一样大，像石头一样硬，压得自己喘不动气，这是生理性胀奶期。如果胀奶不及时处理，往往会得乳腺炎。这就要通过热敷，用专业的手法按摩，将乳房内的积奶推出去，使乳腺通畅。我会教你一些小窍门预防胀奶。如果你是剖宫产，照顾你和宝宝，还需要掌握一些特殊技巧。

宝宝出生后，你大概最想知道的是宝宝饿不饿？没下奶之前他怎么吃？其实刚出生的宝宝是不会太饿的，他的胃只有弹球大小，到第10天才长到鸡蛋大小，不需要喂太多奶粉，关键是每次喂奶粉以前要先吸吮妈妈的乳房。不给宝宝过多喂奶粉，是因为宝宝一旦吃多奶粉就会睡着，有时宝宝一睡就是3～4个小时，妈妈的乳房得不到有效刺激，对下奶没有好处，应该在每次喂完母乳后不足部分再喂奶粉。

你还要学习防止宝宝吐奶的绝招——拍饱嗝，当你看到爸爸给宝宝拍饱嗝的时候，是不是会觉得这画面太美了，自己都要醉了呢？

祝愿你顺利开奶，开启美妙的母乳喂养生活！

你的母婴护理朋友　聂娇

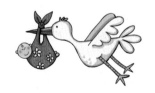

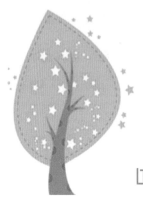

吃好人生第一口奶

　　十月怀胎，一朝分娩。刚生产完你一定非常疲惫，但心里又无比兴奋，自己竟然生了这么一个可人的小人儿！生命太伟大了！看着身边软软的嗷嗷待哺的小人儿，你会想：他要不要吃点东西呀？他离开了温暖的母体该怎么生活呢？产后前三天是母乳喂养的关键中的关键，许多新妈妈却因方法不正确，没让宝宝吃上自己的母乳而抱憾。如果掌握了正确的方法，成功进行母乳喂养，你和宝宝将受益终生。

坚定母乳喂养的信心

　　看着自己软软的、较小的乳房，再想想周边没有奶水的朋友，你是不是会想："我到底能不能有奶啊？我这小小的乳房能养大一个胖胖的孩子吗？"不要担心，你要知道乳房的大小取决于脂肪含量的多少，而与能不能有奶和奶量的多少无关。你一定要相信，不管乳房大小、形状如何，只要方法正确，每个产妇都会有奶的！

聂娇大姐讲故事

　　2012年，二胎准妈妈周红来到"阳光大姐"，见到我的第一句话就问："阿姨，能不能保证我第二个孩子有奶吃？"她那种渴望又焦虑的表情现在还历历在目。我很好奇地问："那你第一个孩子怎么回事？"周红告诉我，她在2008年生下了第一胎女儿，一直没有奶水，她感到非常遗憾，所以特别想让二宝吃上自己的奶。我问她："当时为什么没有奶呢？"周红说："当时第一次生孩子，也没有经验，孩子出生后吮第一口奶的时候，就感到乳头像针扎一样疼，吮半天也吮不出奶水，心想怎么会有奶呢？而且周围的人都说我奶水不行，宝宝一哭，家里人就给孩子喂奶粉。我就不再给孩子喂奶了。"

周红说，她第一个孩子月子里就经常往医院跑，因为孩子吃奶粉要么吃凉了，要么吃撑了，新生儿呕吐、腹泻、皮肤湿疹和过敏这些病症都出现过。看着孩子生病比自己生病还难受，真是苦不堪言。所以她内心特别渴望能母乳喂养。在签合同的时候，她反复问能不能保证有奶，看着她期盼的眼神，我真诚地说："有奶没奶完全看个人的身体发育情况，并且与和宝宝多接触有关。我相信只要方法正确，肯定没问题。"

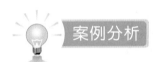

案例分析

周红是因为宝宝第一次吃奶乳头疼痛而放弃喂奶的。其实孩子吃奶时妈妈感到疼是因为喂奶姿势不对，这个时候应该调整姿势，坚持喂奶，结果她却错过了产后头三天最佳下奶时间，以后就没有奶了。

综合分析产妇没奶的原因，除了极少数人是因为身体原因没奶之外，绝大部分产妇没奶是信心不足、方法不正确造成的。

一是信心不足。宝宝吮了两下，没发现有奶，加上周围人对她有没有奶的质疑，就失去了喂奶的信心。其实，乳汁不会随着宝宝的出生马上来到，需要宝宝的吸吮刺激，这样才能逐渐产生和增多。泌乳是自然生理现象，要坚定信心，相信每个产妇都会有奶。

二是喂奶姿势不正确。喂奶是不应该感到疼的，乳头疼痛可能的原因是喂奶姿势不正确。宝宝只含住了乳头，没有通过挤压乳窦挤出奶水，或不能有效吸吮从而给乳头造成了很大的压力。也可能妈妈的乳头有特殊情况，比如有乳头内陷、乳头扁平、乳头过大或过小等情况，宝宝含接乳头比较困难，造成了喂奶疼痛。解决的办法就是调整姿势，坚持喂奶。（"特殊乳头的母乳喂养"以后章节会讲到）

三是没有早吸吮、勤吸吮。特别强调的是，要"早吸吮、早开奶、早接触"，也就是宝宝出生的第一时间起就吮吸乳头，虽然这时还看不到有奶水，但初乳已经悄悄来临了。

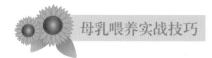

母乳喂养实战技巧

1. 坚定信心，相信每个产妇都会有奶。

2. 早吸吮、勤吸吮。不论顺产还是剖宫产，产后30分钟就让宝宝吮吸乳房，每次3～5分钟，每两小时一次。

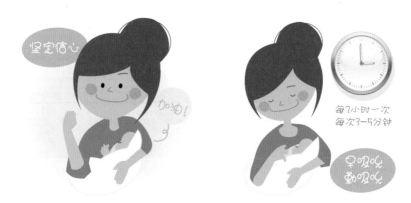

3. 母婴同床，按需哺乳。让宝宝和妈妈肌肤接触，增进感情。

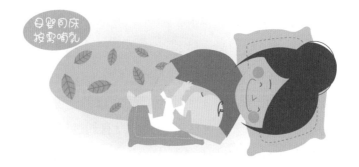

4. 叫醒贪睡宝宝。一般新生儿24小时内需要喂母乳8 ~ 12次，如果宝宝贪睡，就要叫醒他吃奶。

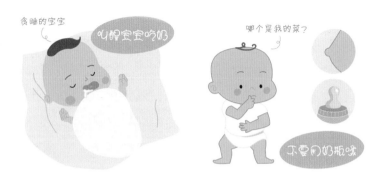

5. 不要用奶瓶。使用奶瓶会造成宝宝乳头混淆，使妈妈分泌乳汁减少甚至没奶，也容易打击新妈妈的自信心，以为自己的奶不够。

"早吸吮、早开奶、早接触"

宝宝出生以后，大家的关注点大部分放到了宝宝身上，心想他要不要吃点东西呀？他离开了温暖的母体该怎么生活呢？其实，最应该关注的是让妈妈和宝宝第一时间在一起，第一时间吮吸乳头。"早吸吮，早开奶，早接触"的"三早"原则是经过实践证明的、能帮助产妇顺利下奶的最好办法。

聂娇大姐讲故事

上个案例中的产妇周红，她二胎的预产期是2012年8月3日。我是在8月1号进的她家，以提前帮她准备待产物品。8月3日，孩子顺产出生，从产房出来，我就把孩子抱给妈妈了。没等喂奶，周红就往后缩，打怵地问："孩子吃奶很疼吧？"我笑着说："你试试吧。"我一手扶着孩子的头、脖子，一手托着孩子的腰，让孩子含住乳头和乳晕的大部分，结果孩子第一口就吃上奶了。而且周红感到很舒服，一点也没觉得疼。她纳闷地说："怎么第一个孩子吃奶的时候那么疼呢？"我说："那是因为你喂奶姿势不对，孩子含接乳头的姿势不对，孩子吸吮不到奶，你自己还痛苦。"

产后前三天，我每两个小时就把孩子抱给妈妈吃一次奶。在第二天，周女士问："我怎么还没奶呢？"我说："你怎么没奶？你自己看……"我用手挤了挤她的乳头，就出现了黄色的初乳，周女士脸上露出了欣喜的笑容，也坚定了母乳喂养的信心。

她又一脸疑惑地问："我怎么没像别人那样，乳房胀得跟石头似的呢？"我说："那是因为孩子刚出生抱出来的时候，就每两小时吃一次奶，乳腺吃通了，就不会像别人那样有乳房肿块，胀奶胀得像石头一样了。"

到第四天，周女士问："我怎么还没看到奶像喷泉那样呢？"我用手一捏她的乳窦和乳头，有两个乳腺管流出了奶水，再转换方向一捏，好几个乳腺管一起出奶，一喷一米多高。周红惊喜地说："我竟然有奶啦！我竟然有奶啦！"

周红顺利开奶，给朋友们群发短信：我终于成为大奶牛了！

 案例分析

周红生二胎坚定了母乳喂养的信心，用正确的姿势喂奶，做到了"早吸吮、早开奶、早接触"，就顺利开奶了。"早吮吸"就是孩子出生后30分钟内，也就是从产房出来的第一时间，让宝宝吮吸乳房。每次吮吸3～5分钟，之后每隔两个小时吮吸一次。不要因为刚开始看不到乳汁就不让孩子吸吮奶头，其实虽然看不见，但初乳已经在分泌了。应该让宝宝多接触乳头，渐渐地宝宝就会学着靠自己的力量去吸吮了。"早开奶"就是第一时间开奶，如果错过了宝宝出生后最宝贵的开奶时间，很有可能就会奶少或者没有奶了。"早接触"就是提倡母婴同床，宝宝出生后第一时间

就让宝宝和妈妈肌肤接触，让宝宝重新听到妈妈的心跳、感受妈妈的气味，这样宝宝得到心理安慰和安全感，妈妈也会产生泌乳反应，尽快下奶。

"早吸吮、早开奶、早接触"有什么好处呢？

对妈妈的好处：

一是早吸吮可以刺激乳汁分泌。可能你会说："宝宝生下来不就自然有奶了吗？我等着就好了吧？"其实，宝宝生下来，乳汁不会自动地流到宝宝的嘴里，需要通过吮吸刺激才会产生，一般产后三天左右才真正下奶。产后泌乳是一种生理现象，乳汁分泌量的多少，除了与乳腺发育的状况有关外，还主要受脑下垂体的调节。婴儿吮吸乳头，可以刺激垂体阵发性释放泌乳素，促进乳腺分泌乳汁；又可以刺激垂体释放催产素，从而刺激乳腺及腺管的肌上皮细胞收缩，促使乳汁输向乳管窦。如果生孩子后不早些喂奶，垂体得不到刺激，泌乳素就不分泌，时间长了，即使婴儿再吸吮乳头，垂体也就没有反应了，或者奶量很少。就像周红生第一胎时，很想给孩子喂奶，但就是因为开奶太晚，以致回了奶，想喂也喂不成了，这是很可惜的。

二是刺激乳头可以帮助子宫恢复。刺激乳头可以增加脑垂体分泌催产素，加强子宫收缩，减少产后出血。

对宝宝的好处：

一是初乳可以提供给宝宝充足的营养，提高其抵抗力。"初乳赛黄金"，初乳营养丰富，有助于提高宝宝的抵抗力；能刺激宝宝肠蠕动，尽快把绿色的胎便排出体外，避免黄疸的发生；还能促进肠黏膜成熟并且对肠道形成保护膜，预防腹泻的发生。喂奶晚对宝宝的健康不利。喂奶晚的新生儿黄疸较重，有的因出生后两天不进食，发生低血糖，使脑部受到损害；有的发生脱水热。因此，无论白天或夜晚分娩，在分娩后的30分钟内，只要母亲身体允许，就可以开始喂奶。

二是早接触可以让宝宝获得安全感。产后30分钟内，护理人员会把小宝宝抱到妈妈胸前，让母子肌肤亲密接触。妈妈用满含爱意的眼神看着宝宝，宝宝用懵懂的眼神望着妈妈，进行人生的第一次交流。这时候的宝宝重新闻到妈妈熟悉的气味，感受到妈妈熟悉的心跳，他的心里一定很踏实。这时宝宝会主动地寻找乳头，当宝宝小嘴一撅一撅地吸着妈妈的乳头，小手抚摸着妈妈的乳房时，妈妈心底的爱也会满满地涌出来。这样妈妈和宝宝之间很快建立了依恋关系，增进了感情。

如果不早开奶，可能的后果是：①产妇没有奶。生产之初乳房得不到刺激，无法产生泌乳素和催产素，错过了下奶的关键期，导致产妇没有奶。②乳腺管不通。下奶的时候乳房胀像跟石头一样硬，宝宝吸不出来，妈妈还容易得乳腺炎，要通过特殊的手法才能处理好。③宝宝不认妈妈乳头。宝宝最开始用奶瓶吃配方奶，容易造成宝宝乳头混淆，再也不吃妈妈的奶，让妈妈感到很痛苦。

阳光小常识

宝宝刚出生饿不饿？

奶下来之前，不要担心宝宝得不到养分。首先，妈妈的奶是根据宝宝的需要而产生的，新生儿在头几天需要很少，他的小小的胃承受不了太多的食物。其次，即使看不到有明显的乳汁分泌出来，但乳房其实在分泌初乳，里边含有丰富的抗体，是给宝宝的"天然预防针"，所以一定要让宝宝吃上。

第一口不要用奶瓶

刚出生的宝宝一哭，全家慌乱，大家可能会手忙脚乱地用奶瓶喂奶，但这样一来，宝宝以后可能就不认妈妈乳头了。

聂娇大姐讲故事

小宝比预产期提前10天出生，因前一位客户没有服务完，我晚到了两天。当我到医院的时候，一家人正为小宝不吃妈妈的奶而发愁呢。

原来，小宝一出生，全家人都很开心，像宝贝疙瘩一样疼着。小宝一哭，全家人都慌了，手忙脚乱地用奶瓶给他喂奶粉。小宝吃饱就美美地睡着了。可妈妈张萱逐渐开始下奶了，乳房胀得像两个大气球，非常难受。让小宝含乳头，可乳头刚到嘴里就吐出来了，妈妈累得满头大汗，也没让小宝吃上奶。

小宝认奶嘴不认奶头？这可让妈妈非常沮丧。她紧紧拉着我的手让我给她想办法。

我建议家人不要再用奶瓶喂食了，而是改用小勺、针管或喂药器。然后我耐心地帮助小宝学习正确的衔乳姿势。我先把小宝抱到妈妈怀里，让妈妈用语音、动作和气息安抚小宝，开始小宝不含妈妈的乳头，我就把假乳头扣在妈妈乳头上，让小宝吸吮。趁小宝半睡半醒、迷迷糊糊的时候，再拿走假乳头，直接让小宝的嘴对着妈妈的乳头。我让小宝和妈妈胸对胸、腹对腹、鼻尖对乳头，身体呈一直线，用乳头刺激小宝嘴唇，等他张大嘴时让他含住乳头和乳晕的大部分。

小宝终于吃上妈妈的奶了，全家人这才如释重负。

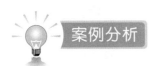 **案例分析**

小宝这是典型的乳头混淆。产后前三天是下奶的关键，宝宝一哭，全家人就可能慌乱地给宝宝用奶瓶喂奶粉或者喝葡萄糖水。宝宝吃饱以后会特别贪睡，妈妈的乳头得不到刺激，就减少了母乳的生产。吸吮人造奶嘴和吸吮乳头是不一样的，通常吸吮人造奶嘴不用费力，宝宝就不

会再费力地去吸妈妈的奶了。乳头混淆形成以后，乳房得不到有效吸吮，不但可能乳腺不通，不利下奶，而且错过最佳下奶时间，就没有奶了。所以一旦出现乳头混淆一定要及时纠正。

一般情况下，宝宝刚出生是不会饿的，不需要特别喂食。根据这一特点，在产后30分钟内，宝宝吮吸母乳双侧后再喂水或奶粉5~7毫升。千万不能喂过量，一旦喂多了，宝宝就会呼呼大睡3~4小时。出现这种情况时，宝宝就没办法多接触产妇的乳头了，也就谈不上早吸吮、早下奶了。

产后的前三天是坚持母乳喂养的关键，产妇应该坚持"按需喂养"，只要宝宝想吃奶，就一定先喂母乳，无论乳房内有没有乳汁。只有这样，才能有效地刺激下奶。

只要让宝宝隔两小时吸吮一次妈妈的乳头，妈妈分泌的初乳就足够宝宝用了。特殊情况下，比如新生儿脱水或低血糖，必须添加食物的话，应该让宝宝先吸吮妈妈的乳头，然后再喝葡萄糖水、奶粉或挤出来的母乳。注意喂食的时候不要用奶瓶，而是用小勺、针管或喂药器喂宝宝。

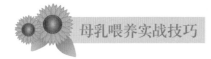

母乳喂养实战技巧

如果宝宝产生了乳头混淆也不要放弃，要有耐心，可以尝试用以下办法来解决：

1. 马上停止给宝宝奶嘴或安抚奶嘴。即使需要给宝宝喂食，也不要使用奶嘴，而是采用其他方式，比如小勺、针管或喂药器等。

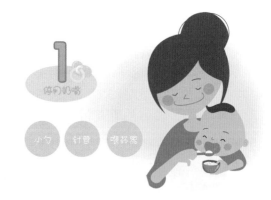

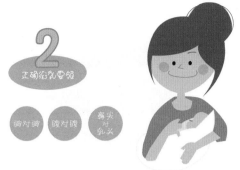

2. 耐心地帮助宝宝学习正确衔乳姿势。一定要让宝宝和妈妈胸对胸、腹对腹、鼻尖对乳头，身体呈一条直线，宝宝含住乳头和乳晕的2/3。

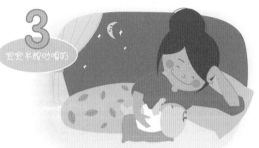

3. 趁宝宝半睡半醒的时候，将宝宝凑到妈妈胸前，用乳头刺激宝宝嘴唇，让他张大嘴含住乳头吃奶。

阳光小常识

吸吮人造奶嘴和吸吮乳头的区别

吸吮妈妈乳头时，宝宝要尽量张大嘴巴，含住乳头，并将大部分的乳晕及乳头放到宝宝口腔处的"哺乳窝"内，宝宝的舌头呈"U"型。宝宝的舌头包裹住乳头，同时舌头像波浪一样有节奏地前后运动，进行"挤奶"，乳汁就从乳晕和乳头里被挤压出来，只有乳头被舌头裹住，妈妈的乳头才不会感到疼痛。

吸吮人造奶嘴时，由于引力的作用，奶水会自动流出奶嘴，当宝宝饥饿时，不需要费多大的力气，也不需要舌头裹住奶嘴，舌头的挤奶运动也不必要了。总之，只要宝宝含住橡胶奶头，毫不费力就可以吸吮到奶水了。所以在宝宝出生的一段时间内不要用奶瓶来喂宝宝，更不要吃完母乳后直接再用奶瓶再进行喂养。因为宝宝也十分聪明，吃过奶瓶后就会有记忆：反正不用费力就可以吃饱。当宝宝吃母乳时就懒得用力气来吃奶，乳房得不到有效的刺激和排空，奶水会越来越少，奶粉也就越添加越多，直到最后全部用奶瓶喂养，母乳也就很自然地回去了。

妈妈喂奶和宝宝吃奶的正确姿势

宝宝出生以后，别以为乳汁会自动流到宝宝嘴里去，有的宝宝天生会吃奶，有的宝宝是需要训练才会正确吃奶的。因喂奶姿势不正确，有的新妈妈放弃哺乳错过了下奶的关键期，有的新妈妈产生乳头皲裂引发乳腺炎，有的新妈妈还落下了腰酸背痛的月子病。妈妈要学会正确的喂奶姿势，让宝宝学会含接乳头的技巧,还要学会判断宝宝是否有效吸吮了。

妈妈喂奶的姿势

母爱是天性，可是喂奶技巧还是需要学习的。

聂娇大姐讲故事

于兰生了一个8斤重的大胖小子，一家人欢天喜地。

因为于兰是剖宫产，产后平躺不敢动，产后6个小时内，都是我抱着宝宝吸吮乳头，等于兰能微微侧身，才会侧躺着给宝宝喂奶。

可是，到了晚上，由于伤口疼等原因，于兰的喂奶姿势就走了样，有时候宝宝还叼着乳头睡觉。没多久，于兰发现宝宝一吃奶，乳头就钻心地疼，娘家妈说:"忍着吧，我当时喂奶就很疼。"坚持了没几天，于兰乳头就出了血，造成严重的乳头皲裂。

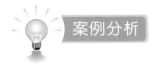

案例分析

对于剖宫产的产妇，学习喂奶要困难一些。因为产后伤口疼，自己都自顾不暇，更别说宝宝了。可产妇还是要坚持产后30分钟内第一时间让宝宝吸吮乳头。这个时候可以找护理人员或家人帮忙，抱着宝宝吸吮。等稍微能侧身了，就可以用侧卧位的姿势喂奶了。

学会正确的喂奶姿势很重要，在聂娇大姐的从业经历中，处理过很多例得乳腺炎的产妇，多是因为喂奶姿势不正确造成的：喂奶姿势不正确产生乳头皲裂，乳头皲裂又引发细菌侵入，最终导致了乳腺炎。而且喂奶姿势不正确，会导致宝宝不能有效吸吮，不能刺激泌乳激素产生，新妈妈泌乳就越来越少，甚至最后没有奶。为了避免一系列的严重后果，新妈妈们一定要学会正确的喂奶姿势。

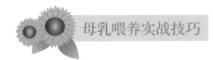

母乳喂养实战技巧

1. 正确喂奶的姿势

喂奶姿势原则是：胸对胸，腹对腹，鼻尖对乳头。

让宝宝的身体呈一条直线，用手托着宝宝的小屁股，宝宝的头微微后仰，用乳头轻触宝宝的嘴巴，待宝宝张大嘴的时候，把乳头及乳晕的大部分塞到他嘴里。只有姿势正确，乳头才不会痛。如果乳头疼痛，要轻轻按压一下宝宝的下巴，待宝宝张大嘴巴时抽出乳头，重新让宝宝含接，不要强拉硬扯乳头，否则乳头会产生皲裂。

2. 喂奶姿势分类

可以用很多种姿势喂奶，比如侧卧位、坐位等，但是必须以母子舒服为原则。无论哪种姿势，一定要记住喂奶姿势的原则。

（1）侧卧位喂奶姿势。产后15天内，最好用侧卧的方式喂奶。这样即便是剖宫产，也不会因为伤口疼而感到不舒服，更不会搞得自己腰酸背痛。

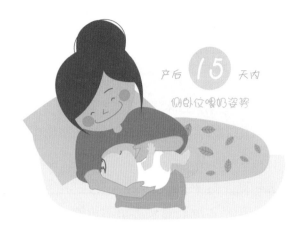

产后 **15** 天内
侧卧位喂奶姿势

方法：如果要喂右侧乳房，妈妈要右侧身，请护理人员把宝宝送到跟前，让宝宝和妈妈胸对胸、腹对腹、鼻尖对乳头，妈妈右手臂拢住宝宝，让宝宝的身体呈一条直线，宝宝头微微后仰，这时用左手托起乳房，手保持"C"形。用乳头刺激宝宝的上唇，引起觅食反射，待宝宝张大嘴的瞬间，把乳头和乳晕的大部分塞在他嘴里。待调整好姿势，妈妈身后可以倚上被子或枕头，在宝宝的身后垫上尿布或毛巾，让宝宝的腰部或屁股靠在棉质的小被或靠枕上，以固定母子侧卧的姿势。

（2）坐位喂奶姿势。通常来说，妈妈们最喜欢的姿势是坐着喂奶。

妈妈坐在椅子、沙发和床上都可以，高度要合适，双脚要正好着地，或者垫个脚踏板，让自己的全身放松。喂奶之初，保持身体与地面呈90度，不要倾斜或靠在床头上。妈妈坐舒服了，让人把宝宝递过来，可以在腿上放枕头以调整宝宝到适当的高度。

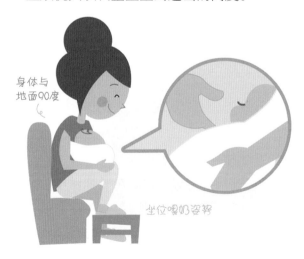

身体与地面90度

坐位喂奶姿势

方法：如果喂左侧乳房，用左手手臂环抱着宝宝，让宝宝身体呈一条直线，用手托着宝宝的小屁股。妈妈和宝宝胸对胸、腹对腹，让宝宝的下颌贴乳房，鼻尖对乳头。妈妈将右手的拇指放在乳房上方，其他四个手指并拢贴在乳房下的胸壁上，用食指向上托住乳房的根部，宝宝的头部和颈部略微伸展，以免鼻子被乳房组织压住，影响呼吸。然后，用乳头刺激宝宝的上唇，引起宝宝觅食反射，在宝宝张大嘴的瞬间，将乳头和乳晕的大部分塞入他的口中。这时可以看到宝宝的下巴前后移动，且能听到轻轻的吞咽声音，这样就成功地喂奶啦！

喂奶姿势不当的危害

有的新妈妈因为喂奶姿势不正确，会落下一些月子病。

聂娇大姐讲故事

我曾经遇到过一位产妇小周。小周告诉我，每次喂完奶都很累、很难受。

我让她喂奶给我看，发现她的喂奶姿势是这样的：自己侧卧，手臂支撑着头，侧躺着给宝宝喂奶。我问她："你为什么用这种姿势喂奶呢？"小周说："我妈妈在我小的时候就是这样喂奶的，她教给我的。"我说："你是不是喂完奶总感到腰酸背痛，颈椎还很难受？"她说："是啊，就是这种感觉。"我说："这样的喂奶姿势会给你的腰、背、颈椎造成很大压力，是不正确的，自己不舒服，宝宝也不舒服，还会落下病。"

我让小周用自己最舒服的姿势侧卧着，手臂自然平放，然后让宝宝紧贴妈妈的身体，大口含住乳头和乳晕的大部分。宝宝身子下面再稍微垫点软布或小枕头，固定住宝宝的位置，就开始顺利喂奶了。小周很惊喜地说："哦，原来喂奶可以这样舒服啊。"这时，小周的娘家妈进来说："难怪我生完孩子就落下了腰酸背痛、颈椎不好的毛病呢，原来是喂奶姿势不正确造成的呀。"

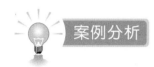
案例分析

月子病是产妇的常见病，有的腰疼，有的胳膊疼，有的头疼，一旦得了很难恢复。很多月子病就是因为喂奶姿势不正确造成的。因为哺乳期一般在6个月以上，每天喂奶8~10次，如果每次喂奶都觉得很累很不舒服，那很可能是喂奶姿势不正确造成的。

还有的年轻妈妈，自己嫌抱着孩子喂奶累，或者嫌夏天热，就让月嫂或者家人抱着孩子，自己仅仅送出乳房让孩子吃，这种方法是不可取的。因为这样做不仅让几个人都很劳累，而且别人抱着宝宝，往往不如妈妈自己抱着心里有数，容易造成宝宝含接乳头不正确，导致乳头皲裂等问题。

其实，母乳喂养是妈妈和孩子天然的沟通纽带，当妈妈怀抱着婴儿喂奶时，看着宝宝一口一口地吞咽，妈妈的身心立刻放松了，母爱蔓延到整个身体，觉得宝宝吃的不仅是奶，还有自己满满的爱，那真是非常奇妙的感觉，是作为母亲最幸福的时刻了。而对宝宝来说，依偎在妈妈的怀里，听到未出生时就天天听到的妈妈的心跳声，会特别有安全感，这也是宝宝人生的第一次社交，对今后建立良好的社交关系有重要作用。所以，请珍惜和宝宝的每一次亲密接触，好好享受上天赐给的美好感受吧。

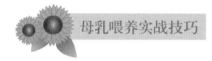
母乳喂养实战技巧

再次提醒：妈妈喂奶应以母子舒服为原则。产后15天内，最好侧卧位喂，手臂自然平放。坐位喂奶也是很好的方式，首先选择沙发或者带靠背的椅子，后背放上一个靠垫，并且高度要合适，双脚着地。手臂环抱婴儿呈直线，手托婴儿小屁屁，在妈妈的腿上放上哺乳枕，让孩子的小屁屁正好放在哺乳枕中。另一只手托乳房呈"C"形，孩子张大嘴的瞬间，将乳头和乳晕的大部分引入宝宝口中。喂奶原则是胸对胸，腹对腹，鼻尖对乳头。

宝宝衔乳的正确姿势

聂娇大姐讲故事

张莉是一位都市白领，生孩子之前，她将母乳喂养想象得特别好：宝宝出生后当然会主动找妈妈的乳头吃奶，母子共同享受喂奶的幸福时刻，一切都会非常完美。

可是她想错了。

张莉的小女宝晴晴出生后，小脑袋摇来摇去的，怎么也吃不到奶。一家人急得不得了，孩子姥姥恨不得抱着孩子的小脑袋往妈妈身上靠。张莉也着急，她不断地调整自己的姿势，可小家伙要么含不住乳头，要么只含乳头不含乳晕，疼得张莉龇牙咧嘴。

您看，有的宝宝也并不是生下来就能掌握吃奶技巧的。要想喂奶不疼痛，宝宝吃得也舒服，还是需要掌握一些技术。

 案例分析

让宝宝学会有效衔乳是一个技术活。每个宝宝都有不同的习惯，我们最好在一开始就能教会宝宝有效地衔乳。

请牢记有效衔乳的重要原则——宝宝含住的是乳晕，而不是乳头。

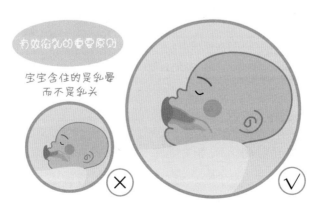

有效衔乳的重要原则

宝宝含住的是乳晕
而不是乳头

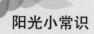
什么叫泌乳反射

当产后第一时间吮吸乳头时，刺激被传输到脑下垂体并产生叫作泌乳素的激素。泌乳素促使乳汁全天候地持续分泌。宝宝应每两小时吸吮一次乳头，每次3~5分钟，乳头内的感应神经会传送信号给脑下垂体，分泌另一种激素叫催产素。催产素又能促使聚积在输乳管中的母乳排放至乳窦，最终从乳头流出至宝宝的口中。

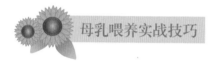

母乳喂养实战技巧

宝宝正确的衔乳姿势：用手托住乳房呈"C"状，宝宝和妈妈胸对胸，腹对腹，鼻尖对乳头，宝宝头微微后仰，用乳头轻触孩子嘴角，宝宝张嘴后，含住乳头和乳晕的2/3处，宝宝就能顺利吃奶了。

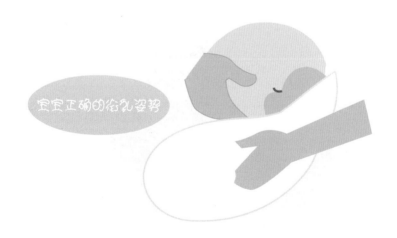

宝宝正确的衔乳姿势

提醒：要知道，母乳喂养乳头不应该疼痛，如果疼痛，一定是宝宝含奶头的姿势不正确。这时，要轻轻地把手指放到宝宝的嘴角，打断宝宝吸吮，然后轻拉宝宝离开乳房，重新试一次。拔出乳头的方式也有讲究，乳头很娇嫩，如果强拉硬拽，容易划伤乳头，出现乳头皲裂等。

如何判断宝宝是否有效吸吮

当宝宝正确含接住乳头和2/3的乳晕时，刚开始时会猛吸几口来刺激乳房下奶。等到乳房有了喷乳反射，宝宝吮吸的节奏会变得十分均匀和缓慢，并且每吸两三口就咽一口。乳汁十分充足时，每吸一口就会咽一口，甚至还会因为吞咽不及而发生呛奶。所以，要观察宝宝的吸吮是否有效，一定要和吞咽频率联系起来，一旦宝宝含着乳头吸吮3～5下也不吞咽一次，就说明乳汁几乎没有了，或者是根本没有含住乳头。

舌系带过短宝宝的衔乳技巧

聂娇大姐讲故事

我照看过一个高龄产妇杨玲，他们夫妻都是"海归"，杨玲37岁，她丈夫38岁。宝宝是他们的第一个孩子。

杨玲觉得自己年龄大了，不一定有奶，本来就对母乳喂养没抱多大希望。可我瞧着，杨玲的乳房条件很好，我再三鼓励她喂奶，她也很配合。可是我发现喂奶的时候，孩子每吮一口，妈妈就皱一下眉头，虽然一直在吮，可听不到孩子吞咽的声音，孩子老是吃不上奶。我让杨玲用食指压住宝宝的下巴，拔出乳头，看到乳头上留下了很明显的一道印，像鸭嘴形状。

我征得杨玲的同意，先洗干净手，并用酒精消毒手指，抱起孩子，看看是不是孩子舌头底部那根舌系带短呢？我用食指动了动孩子的舌头，发现舌头在后面缩着，顶在上颚上面。我又触摸了一下孩子的上颚，看看有无哺乳窝。我用手轻轻戳了一下孩子的舌头，发现舌头会动、会吸，吸手指吸得很好。我就一边旋转着手指头一边往外拖，孩子的舌头就慢慢跟着往外吸，等到把他的舌头引出来，我趁机让妈妈抓紧凑上乳头，让孩子张大嘴，含住了整个乳头和乳晕，孩子顺利吃奶了，妈妈也不感到疼了。

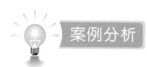 案例分析

在我这些年的月嫂经历中，遇到过不止一个这样的舌系带过短的孩子，他们学习吃奶就很费劲，往往表面上看着在吸奶，实际上不能有效吸吮，听不到吞咽声，吃不到奶。通过"压舌训练法"，就能很容易地教会孩子顺利吃奶。我把这种方法在我们"阳光大姐"培训中加以普及，普遍反映效果很好。

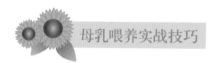 母乳喂养实战技巧

针对舌系带过短、舌头内缩、不会吃奶的宝宝，大人把手洗干净并用酒精消毒手指，用食指指腹向下，压住宝宝舌头，轻轻按压，然后手指翻转180度，指腹向上，轻抚宝宝口内的哺乳窝，然后食指再转180度，指腹向下，画圈刺激宝宝舌头，让宝宝吸大人手指，边动手指边往外拖，直到引出宝宝的舌头，趁机凑近妈妈的乳房，轻按宝宝的嘴巴，在宝宝张大嘴巴的瞬间，让其含接乳头。

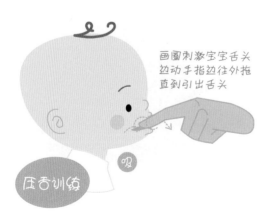

画圈刺激宝宝舌头
边动手指边往外拖
直到引出舌头

吸

压舌训练

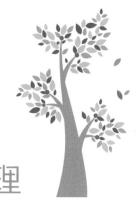

产后乳房护理和胀奶处理

一个新生命的诞生，意味着妈妈的乳汁也即将产生。但是乳汁却不是一下子如泉涌般流到宝宝嘴里的，而是需要不断地刺激乳头从而产生泌乳激素，才会逐渐开奶的。一般产妇开奶需要两到三天的时间，在这期间，产妇和护理人员就要提前检查乳房，做好乳房按摩，防止胀奶。一旦发现乳房胀奶，就要及时处理，防止引发乳腺炎。

乳房检查

生产前后要仔细检查乳房，检查乳房的目的是看乳房条件如何，是不是适合哺乳并提前疏通乳腺。

聂娇大姐讲故事

我遇到过一个产妇小包，剖宫产生产以后，我洗净双手给她做乳房检查，检查她的乳头是否有内陷、扁平、过大或过小等特殊情况。

我循着乳腺的方向检查整个乳房。可是我手刚一碰她左侧乳房，小包就大喊："大姐，疼，别碰！"小包告诉我，我一碰，她的乳房就像针扎一般疼痛。

可正常情况下产后乳房是不会疼痛的，小包的情况引起了我的警惕。小包说，孕期也有疼痛感，但以为是由于怀孕造成的乳房正常变化，就没在意，也没有做过乳腺B超。

小包从产房推出来后，按照我的建议直接到乳腺科检查，最后确诊是乳腺癌，马上又进手术室做了乳腺切除手术，并且用药回奶。不仅妈妈失去了乳房，孩子也没能吃上母乳，她老公坐在旁边，既心疼媳妇又心疼孩子，那一家人愁云惨雾的样子，到今天我还记忆犹新。

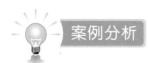 **案例分析**

上述案例说明生产前后的乳腺检查非常重要。这里的检查主要是护理人员用手对乳房和乳头进行细致检查，发现问题还要及时就医检查。检查的目的主要看产妇是否适合哺乳，有些特殊情况是不可以哺乳的。比如做过隆胸手术的，如果产妇喂奶，隆胸用的假体中的晶体会流到乳汁中，宝宝没法消化，就会损害宝宝的健康，所以隆过胸的最好不要哺乳。通过检查还会发现一些乳腺疾病，比如乳腺增生、乳腺癌。如果生产以后乳房一碰还有刺痛感，那就要尽快找医生确诊。乳房检查还能使护理人员了解产妇整个乳房的情况，知道哪里有结节，哪里有增生，哪里有纤维瘤，以便以后发生胀奶时与乳汁淤积的硬块相区别。

阳光小贴士

时刻关注乳房变化

孕前、孕中和产后都要关注乳房的变化，及时了解哪些是正常疼痛，哪些是非正常的。如果生产后乳房还有疼痛感，应及时就医。

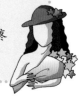

 母乳喂养实战技巧

1. 乳房清洁

喂奶以前，一定要保持乳房、乳头清洁干净。为此，要先把双手洗干净，用温水蘸湿小毛巾，擦拭整个乳房，洗去乳房的油垢等。清洁乳头的时候，先用质地稍微粗一点的小毛巾把乳头上的乳塞清理掉，然后用拇指和食指捏住乳头打开输乳孔，用拇指从乳窦处慢慢向乳头挤，挤出一点奶，清理乳头上的乳垢。因为多年的油脂分泌、文胸的纤维等可能进入乳头，清洁起来比较麻烦。

2. 乳房检查

用整个手掌和四指，沿着每一条乳腺的走向，从乳房的根部向乳头方向逐条检查腺管情况。如果碰到哪里有结节或者增生，就记住位置，以便和以后可能出现的乳腺肿块相区别。如果以后发生乳腺炎，会造成乳汁淤积，形成肿块，乳汁淤积形成的肿块是可以借助专业手法推出积奶而使肿块逐渐变小的，但是原有的乳房增生或者结节却是不能通过按摩减小的。所以下奶前就要记住哪里有增生，哪里有结节，了解整个乳腺的状况。

3. 乳头检查

用拇指和食指捏起乳头，观察乳头有没有乳头内陷、乳头扁平、乳头过大或过小等特殊情况，如果有的话，需要用特殊手法，防止乳头皲裂。

4. 乳房按摩

生产后适当做乳房按摩，能尽快疏通乳腺管，刺激泌乳激素产生，帮助顺利下奶。可以用乳房按摩霜或者芦荟胶抹在乳房上，用整个手掌以乳头为圆心一圈圈地按摩。注意下奶前的乳房按摩手法应尽量轻柔。

乳房保健按摩，都是从根部向乳头方向运动，主要有以下几种方法：

（1）十字交叉法按摩：护理人员用一只手的拇指和食指捏住乳窦，另一只手的拇指、食指和前一只手呈"十"字状，用拇指从乳窦向乳头方向挤压，之后两个手交替，逐渐按摩乳窦和乳头。

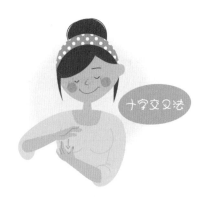

（2）米字交叉法按摩：由"十"字状逐渐过渡到"米"字状位置，一点点从乳窦向乳头方向挤压。

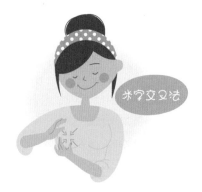

（3）振荡法按摩：在没下奶的情况下，双手捧住乳房，上下震动，刺激泌乳，每侧乳房50~100下。产妇自己在两个乳房吃空的时候，也可以用振荡法作上下运动。

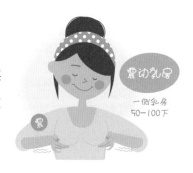

特殊乳头的母乳喂养

如果有乳头内陷、乳头扁平、乳头过大或乳头过小等情况，需要知道一些特殊乳头的喂奶方法。

聂娇大姐讲故事

产妇小西生产之后，我给她检查乳房，发现她的乳头直径足有三四厘米。

小西腼腆，自己都觉得很不好意思，也担心孩子吃不上奶。我给她宽心说："放心吧，咱们要有信心，孩子很聪明的，很快就能学会。"

生产后第一天，小西还没下奶，乳房还是软的，我就把小西的乳头根捏软，软了以后宝宝就好含了。

宝宝出生后吸吮力很强，我就尽早地让他趴在妈妈的乳房上吸吮一会儿。宝宝的嘴小，开始很难含住奶头。我就对宝宝说："宝宝张大嘴巴，只有张大嘴巴你才能吃上奶呀。"孩子真是聪明，就像能听懂一样努力张开小嘴去含。

可妈妈的乳头实在太大了，一时还无法直接吃奶。我就把乳头保护罩套在小西的乳头上，这样就能间接喂奶了。产后前三天我们一直坚持让宝宝练习衔乳。随着宝宝不断练习，也记住了妈妈是"大号"的乳头，自然就会尽量张大嘴了。听着孩子有节奏的吞咽声，小西欣慰地笑了。我说：你看孩子多聪明，妈妈有多大的奶头，孩子就有多大的嘴呀。

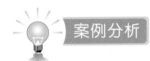 案例分析

如果有乳头内陷、乳头扁平、乳头过大或过小等情况，要特别引起注意，因为宝宝在吸吮这样的乳头时，要么含接不上，要么对乳头的伤害很大，容易发生乳头皲裂，妈妈喂奶的时候非常痛苦，还可能引发乳腺炎等疾病。所以特殊乳头的母乳喂养就要掌握一些技巧，并且要相信宝宝是最聪明的，只要用正确的方法坚持教宝宝练习衔乳，就一定能顺利喂奶的。

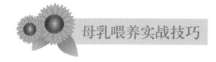
1. 乳头内陷

女性乳头内陷的发生率约为1%~2%，一般有遗传性。如果是假性乳头内陷，产前、产后适当纠正会产生很好的效果。

（1）乳头内陷的产前纠正。假如在婚前就有乳头内陷的情况，婚后一定要让丈夫多多接触乳头，能起到很好的矫正作用。怀孕5个月时，每天洗澡的时候揪乳头3~5分钟，如果引起宫缩、腹部不适，就要立即停止。怀孕8个月时，戴上乳头纠正器，每天戴20分钟。如果是假性乳头内陷，产后乳头内陷就会减轻或消失了。如果前期做得好，可以有效地减轻或防止乳头皲裂。

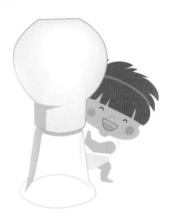

（2）乳头内陷的产后纠正。"阳光大姐"有一种自制的乳头牵拉器，以此方法纠正乳头内陷，效果很好。这种牵拉器的制作方法是：到药店买一支20毫升的一次性注射器，把注射器桶和推杆分离，用刀把注射桶安装针头的一端切掉，再把注射器的推杆自切掉针头的这端装进去。自制的牵拉器就做好了。

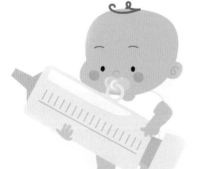

首先让产妇躺在床上，轻轻地按摩乳房，然后将切掉针头的针管扣在乳头上，轻轻拉动针管吸出乳头；把乳头牵拉出来以后就固定住，托住针管。如果针管吸力松了，再适当牵拉。这样持续一天，一般乳头内陷状况就能有效改善，孩子吃奶的时候乳头也不会缩回去了。

也可以购买专门的乳头牵拉器，牵拉效果很好。在牵拉乳头的同时，也能抽拉出一些母乳来，可以把母乳喂给宝宝。通过这个方法，产后前三天就能把乳头内陷治愈，这个方法对解决乳头过小、乳头扁平问题也很有效。

刚开始一定要掌握好乳头牵拉的力道，由轻到重，以乳头不疼痛为标准。千万不可以第一次使用牵拉器，就一下子拉到底，那样乳头会很疼，并且乳头会裂开滴血，造成乳头皲裂。

2. 乳头过小或扁平

如果乳头过小或扁平，一旦胀奶，乳头就看不到了。宝宝无法含住乳头，大人孩子都非常着急。喂奶初期可以借助乳头保护罩，间接喂奶。等孩子稍大一点，在喂养过程中，可以把乳头保护罩拿走，让宝宝直接含住乳头，逐渐实现直接喂奶。

3. 乳头过大

乳头过大是指乳头直径超过2厘米。在我护理的产妇中，乳头最大的直径有3～5厘米，像大山楂那么大。遇到这种情况生产后一开始尽量给孩子喂水，不喂奶粉。没下奶前，乳房还是软的，把产妇乳头根捏软，以便宝宝含接。宝宝出生后吸吮力很强，应尽早让他趴在妈妈的乳房上吮吸一会儿。如果一时无法直接喂奶，可以把乳头保护罩套在乳头上进行间接喂奶。产后前三天是宝宝练习衔乳的关键时间。一定要坚持，相信宝宝的适应能力。

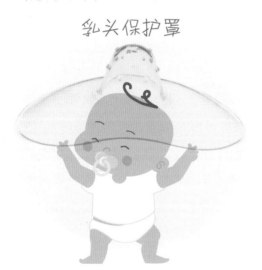

乳头保护罩

产后胀奶

一般情况下，从产后第一天开始早吸吮、勤吸吮，配合乳房按摩，产后就不会胀奶了。但是，有时候产妇突然下奶，乳腺又不通，宝宝吃不到奶，产妇就会胀得难受，还可能发烧。

聂娇大姐讲故事

小焦是我服务过的一位产妇，她是家里的掌上明珠。婆家三代单传，好不容易生了个男孩，这家人大喜过望，对小焦呵护备至。

小焦特别娇气，又是剖宫产，产后伤口疼，稍微侧身就喊疼，我把孩子抱过去给她吃奶她也喊疼。孩子姥姥、奶奶也心疼小焦，就说："疼就别喂了，反正也没奶，咱给孩子喂奶粉吧。"

就这样，没有早吸吮、早接触、早开奶，宝宝产生了乳头混淆。我很真诚地劝导说："你现在不让宝宝吸奶，过不了两天你的乳房就会胀得像石头一样，还有可能发烧。"可小焦和家人就是不听，觉得喂奶粉一样能养大孩子。产后也不让我给她做乳房按摩疏通，结果到了产后第三天，小焦的乳房一夜之间像大了两三个罩杯，乳房像石头一样硬。宝宝力气小吸不动，小焦抱着硕大的乳房不知如何是好。

我先给小焦热敷。准备三条毛巾，用50℃左右感觉不烫手的水，把毛巾浸湿。将一条毛巾折三折环绕在一侧的乳房上，使毛巾全部盖住乳房，只露出乳头；另一条毛巾用同样的方法盖住另一侧乳房。三条毛巾轮流用，总共热敷约10~15分钟。热敷好以后，我用专门的催乳手法，先按摩乳窦，把淤积在乳窦处的积奶一点点挤出，然后沿着每一条乳腺的走向，从乳根按摩到乳头，把乳腺管中堵住的奶都推出来。每条乳腺都疏通了，小焦就能轻松、顺利地开奶了。

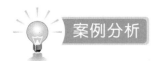

　　小焦这种情况是典型的产后胀奶。产后胀奶有的是因为没有早吸吮、勤吸吮，有的是因为喝了下奶汤奶下得太快，有的是因为乳腺管不通畅造成的。一般产后第三天左右奶水汹涌而来，妈妈们会突然发现自己的乳房一夜之间大了两三个罩杯，像两个装满了水的大气球，沉甸甸的。产后胀奶要及时处理，否则容易引发乳腺炎，后果很严重。

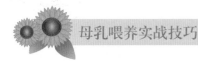

　　1. 产后胀奶的处理

　　处理产后胀奶要先热敷再按摩。

　　（1）乳房热敷。用"三加三"乳房热敷法进行热敷。准备三条毛巾，用50℃左右感觉不烫手的水，把毛巾浸湿。将一条毛巾折三折环绕在一侧的乳房，使毛巾全部盖住乳房，只露出乳头。用同样的方法将另一条毛巾盖住另一侧的乳房。三条毛巾轮流用，两条敷两侧乳房，一条在盆里备用，总共热敷约10～15分钟。

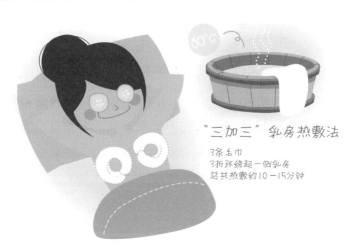

"三加三"乳房热敷法

3条毛巾
3折环绕起一侧乳房
总共热敷约10-15分钟

何时需要冷敷乳房

如果胀奶后发烧，体温升到38.5℃以上，要进行乳房冷敷。冷敷的时候用稍微凉一点的水，约36℃～37℃，慢慢使乳房降温。满月以后，可以用土豆片、卷心菜冷敷，以降低温度，消炎镇痛。但是月子里还是尽量用手推开乳汁，因为这些东西太寒凉，易引起产妇身体不适。贴土豆片前要把乳房内的乳汁用吸奶器或用手推空。

（2）按摩开奶。如果出现产后胀奶、乳汁淤积、输乳管堵塞、宝宝吃不上奶等情况，要用专业的手法进行按摩开奶。按摩需要一定的技巧，掌握一些原理，按摩以后开奶就是很容易的事了。

我们可以用"管道故事"来说明乳房推奶的原理：乳腺相当于自来水管，乳晕下面的乳窦就像总阀门，乳头相当于水龙头。如果总阀门打不开，水龙头就没有水。所以在做乳房按摩的时候，一定先通开乳窦。如果乳窦有一个小硬结，用拇指按这个点，向乳头方向做运动，逐渐将硬结按小，直至没有。

我们还可以用"隧道故事"来说明疏通乳腺的原理：如果出现积奶的现象，就像我们在进行隧道施工，在施工过程中山洞突然塌方了，路不通了，怎么让里面的人出来呢？得先把洞口的土一点点挖开，清理出来，里面的人才能出来。通乳也是一样的道理，如果只是按摩乳腺，而不按摩乳窦，那么里面的奶是出不来的，奶出不来，乳汁就会发黄，乳房就会感到胀痛、有肿块。所以，一定要先按摩乳窦，把乳窦的积奶一点点疏通出来，然后用拇指感知每一条乳腺的走向，从乳根打圈逐渐按摩到乳头，直到疏通每一条乳腺。

2. 产后胀奶的预防

一般来说，产后胀奶的原因主要有：产后没有早吸吮、勤吸吮，没有及时疏通乳腺，造成胀奶；有的是喂奶姿势不正确或乳头内陷，导致乳头皲裂，孩子无法正常吸奶，乳汁排出不及时，造成胀奶；还有的是过早地喝了催乳汤或营养丰富的全汤，产妇下奶太急而造成胀奶。所以要避免出现产后胀奶现象，预防是关键。

产后前三天，做到早吸吮、勤吸吮，适当做乳房按摩；发现喂奶疼痛的情况要及时调整喂奶姿势；产后饮食清淡，不急于喝下奶汤，这样，产后胀奶是完全可以避免的。须要提醒的是，产后胀奶要及时处理，不然很容易给大脑发出"不需要这么多乳汁"的错误信号，大脑不分泌泌乳激素，就会造成回奶，宝宝就吃不上珍贵的母乳了。

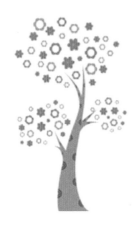

剖宫产母乳喂养秘诀

现在剖宫产的比例越来越高，由于使用麻药、手术后疼痛等原因，大多数的剖宫产新妈妈产后几天才开始喂奶，错过了母乳喂养的最佳时间；再想喂奶，或没有奶水或奶水不足，非常遗憾。剖宫产怎样做才能顺利喂奶呢？下面结合我身边的实例回答你。

剖宫产母乳喂养的几个误区

剖宫产时使用麻药，产后要输液，宝宝能立即哺乳吗？产后平躺着怎样才能跟宝宝早接触、让宝宝早吸吮呢？许多新妈妈对剖宫产母乳喂养还有很多疑虑或认识误区。

聂娇大姐讲故事

我因为处理产后胀奶认识一位产妇王琪，30岁，怀孕37周时产检，发现宝宝胎位不正，脐带绕颈三圈，大夫说要剖宫产。

拿到报告单后，王琪情绪很低落，顺产的愿望破灭了。在预产期那天，王琪剖宫产下一个8斤重的女宝。似乎睡了一觉宝宝就出生了，可她没想到，真正的疼痛在手术之后才开始。

人家说顺产的疼痛像20根肋骨同时断裂的感觉，可剖宫产以后的刀口和宫缩疼比顺产有过之而无不及啊。王琪说："我妈说孩子只要我生出来就什么也不用管了，可没说手术以后还疼啊。"回到病房后，因为伤口太疼，没有让宝宝趴在妈妈身上做肌肤接触。怕麻药残留，还输着点滴，没敢第一时间喂奶。产后6小时第一次喂奶时，由于乳头过小，宝宝摇头晃脑就是叼不到乳头。妈妈累了一身汗，宝宝哇哇大哭，家里人着急就用奶瓶喂了30毫升奶粉。宝宝安静了，王琪却欲哭无泪，因为她真的很想母乳喂养，可之后母乳就成了点心，奶粉成了主角，每天只吸吮5次左右，错过了母乳喂养最重要的头三天。

术后72小时，宝宝吃奶，吃着吃着哭闹起来，家人以为奶水不够，抱走继续喂奶粉。第四天就喂到了70毫升奶粉。但是，产后三天家人就给王琪喝了全汤，到了第四天，我见到王琪的时候，她的乳房像石头一样硬，乳头有裂口，疼痛难忍，发高烧全身发冷，是急性乳腺炎的典型症状。

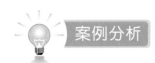

案例分析

结合这个实例我们看看关于剖宫产的几个认识误区。

误区一：麻药会进到奶里，产后不能立即喂奶

王琪以为剖宫产也是大手术，这么大手术麻药肯定能进到奶里，宝宝吃了不好，所以产后没有立即喂奶，错过了宝宝吸吮能力最强的产后30分钟。

医学专家认为，剖宫产后妈妈分泌的初乳中可能会残留少量麻药，但根本不足以危害到宝宝。剖宫产的妈妈完全可以在半小时内让宝宝吸吮乳汁，不用过于担心手术中的麻药会影响奶水。一是因为现在对剖宫产妇通常采用硬膜外麻醉，并且采取的都是局部麻醉和强化的联合麻醉，所以药性不会影响到胸部，等到产妇清醒和肢体能够活动的时候，麻醉药也已经基本上代谢和排泄殆尽，产后半小时让宝宝吸吮乳头，没有任何问题。二是因为宝宝出生后的半小时，是吸吮能力最强的时候，也是宝宝吸吮乳汁的最好时机，此时让宝宝吸吮，可以很好地刺激乳汁分泌。不过对于刚经历手术的妈妈来说，这是个挑战。可根据自己的身体情况，尽早让宝宝吸吮。

误区二：产后输液消炎、用镇痛棒，母乳不能给宝宝吃

王琪担心产后的输液用药和使用的镇痛棒会影响乳汁质量，就没敢给宝宝吃母乳。

产后输液通常是为了消炎、预防感染，虽然会有一些药物通过血液循环进入母乳，但是很快就会被代谢出体外，现在医院对母婴用药都十分慎重，因此药物对乳汁分泌和乳汁成分的影响也是微乎其微；而刚刚生产后乳汁分泌不是很旺盛，乳汁分泌很少，输液的药物在乳汁内的残留更是少之又少，所以产妇不必为此担心。除非新妈妈有传染疾病，并且在产前就已确诊的，一定要在医生的指导和允许下才能母乳喂养。

误区三：反正第一天没奶，就只吃奶粉吧

王琪产后6小时第一次喂奶时，由于乳头过小，宝宝摇头晃脑就是叼不到乳头。妈妈累了一身汗，宝宝哇哇大哭，家里人着急就用奶瓶喂了30毫升奶粉，到第四天就喂到了70毫升。

产后妈妈喂奶和宝宝吃奶的姿势是要不断调整的，并不是每个宝宝都天生会吃奶，如果妈妈有奶头凹陷、扁平、过大或过小等特殊情况，可以先借助乳头保护罩来喂奶。不要轻易放弃喂奶，以致错过了最佳下奶时间。可以适当给宝宝喂葡萄糖或奶粉，但是必须先吸吮妈妈的乳头，再喂奶粉。另外王琪的家人给宝宝喂奶的量过大，其实新生儿在头几天需要量很少，他的小小的胃承受不了太多的食物。刚出生第一天的婴儿胃容量只有5~7毫升，像弹球大小；第三天的胃容量也才22~30毫升，如橡皮球大小；第七天宝宝的胃容量扩展到44~59毫升，像乒乓球大小；第十天宝宝的胃容量扩展到60~81毫升，像鸡蛋大小。王琪的宝宝第四天一次喂70毫升奶粉，不但胃被撑大，全身的血液也在为胃供血，导致宝宝只能是昏睡，这对大脑发育不好。千万不要误认为这是宝宝能吃能睡的表现啊。

误区四：术后哺乳会影响伤口愈合

王琪一喂奶，就感到宫缩得厉害，担心对伤口愈合不好。

其实产后哺乳不仅不会影响伤口愈合，还可以促进伤口恢复。一般来说，术后腹部伤口和宫缩的双重疼痛会让新妈妈们"痛不欲生"，甚至还会影响到新妈妈哺乳的心情。但是，哺乳是宝宝送给妈妈最好的安慰和"灵丹妙药"。因为及时让宝宝吸吮乳头，可以促使子宫收缩，减少子宫出血，促进子宫的恢复，由于惧怕疼痛而放弃哺乳是不可取的。

误区五：乳房感到胀时再让宝宝吸吮

王琪的宝宝开始吸吮的次数和时间都少，一天才五六次，后来下奶太快，乳房胀痛的时候，宝宝已经吸不出奶了。

剖宫产的妈妈虽然不像自然分娩那样很快感觉到乳房胀痛，但从宝宝出生开始，体内的激素就开始了自我调节，泌乳素就开始分泌了，而一旦错过最初让宝宝吸吮的时间，在日后喂养的过程中就会困难重重。所以提醒新妈妈，不要因为宝宝吮吸乳头开乳时的钻心疼痛或担心影响伤口愈合而拒绝宝宝吸吮。通常情况下，新妈妈应该遵循按需哺乳的原则，一般感到胀时就有点晚了，若等到乳房胀痛难忍时，再让宝宝吸吮就很困难了。

误区六：剖宫产奶下来得晚，要喝汤催奶

王琪特别想母乳喂养，可剖宫产下奶晚，不够宝宝吃，家人就给她补充营养，喝催奶的全汤，结果奶下得太急，形成产后胀奶，乳房肿痛，全身发烧，造成了乳腺炎。

的确，剖宫产的新妈妈开奶比顺产的妈妈会晚一些，那是因为母体没有经历自然分娩的过程，体内的泌乳素一时达不到迅速催乳的程度，此时不宜喝大量催奶汤。一方面是因为新妈妈几乎都面临开始时乳腺管不畅通的问题，此时若盲目催奶，会造成奶量增大，但又无法被宝宝及时吸吮，所以只能让乳房更加胀痛，很可能出现乳腺炎；另一方面妈妈产后也不要暴饮暴食，否则很容易导致急性胃肠炎或胆囊炎等。要想加快乳汁的产出，宝宝的吸吮才是最有效的"武器"。

误区七：奶水不够，以奶粉为主吧

王琪术后72小时，宝宝吃奶，吃着吃着哭闹起来，家人以为是奶水不够，就抱走继续喂奶粉了。

由于宝宝对妈妈乳房的吮吸次数不够，加上宝宝第一口奶是奶粉，之后就习惯了奶粉的口味及其均匀的流速，再加上妈妈双侧乳头都出现了裂痕，宝宝吃奶妈妈很痛苦，就减少了喂奶次数，最终导致母乳成了点心，奶粉唱了主角。这样下去，乳头得不到充足的刺激，泌乳素和催乳素减少，奶水会越来越少甚至没有了。在这样的情况下，一方面要及时治疗乳头皲裂；另一方面新妈妈和家人要达成共识，并且纠正宝宝的衔乳姿势。

剖宫产出生的宝宝更应该母乳喂养

剖宫产出生的宝宝由于没有经过产道，未接触母体菌群，加之抗生素的使用以及母乳喂养延迟，其肠道中的有益菌数量少，因此他们的免疫力比自然分娩的孩子低，发生过敏、感染等的风险较高。

为了降低剖宫产宝宝过敏的风险，全球许多国际权威机构，包括世界卫生组织、世界过敏组织等均建议，要从"第一口奶"开始预防过敏，以纯母乳喂养6个月是预防宝宝过敏的最好方法。这是因为母乳有三大好处：一是母乳是低敏的，其中的蛋白质是同种蛋白质，不会被婴儿的免疫系统识别为异种蛋白质。二是母乳能促进婴儿免疫系统的成熟和发展。母乳中的"外来物"能给婴儿的免疫系统温和的刺激和训练，可帮助宝宝建立健康肠道菌群，强化其免疫系统，从而降低过敏的风险。三是母乳能保护宝宝的肠道黏膜免受过度的刺激。

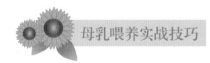

母乳喂养实战技巧

1. 剖宫产后什么时候开始喂奶

不论剖宫产还是顺产，都要遵循"早接触、早吮吸、早开奶"的原则。产后半个小时、产妇从产房转移到病房的时候，剖宫产产妇要第一时间做乳房护理，无论是乳头内陷的、过大的、过小的，没下奶的时候，乳头和乳晕是软的，都很容易让孩子吃上妈妈的乳头。护理人员要第一时间让孩子吮吸妈妈的乳房，一次吮吸3~5分钟，每两个小时吸吮一次。

2. 剖宫产的喂奶姿势

剖宫产的产妇由于伤口的原因，起初很难采取一般产妇的哺乳姿势，即横抱式，同时也很难采取标准的侧卧位，容易造成乳头疼痛或乳头皲裂。因此，对于剖宫产的产妇来说，学会正确的哺乳体位姿势，对宝宝和妈妈都有利。

（1）平躺姿势喂奶。剖宫产产妇产后6小时内必须去枕平躺，这种情况下护理人员要抱着宝宝，一只手托着孩子的头，让宝宝趴在妈妈的乳房上，另一只手把宝宝的鼻子与妈妈的乳房分离开空隙，以免影响宝宝呼吸。这时候，宝宝跪在床上依偎在妈妈的腋下，护理人员托住孩子的肩、颈、头，让孩子张开嘴巴，含住妈妈的乳头。妈妈用手臂轻轻揽着孩子的腿，让宝宝吸吮3 ～ 5分钟。

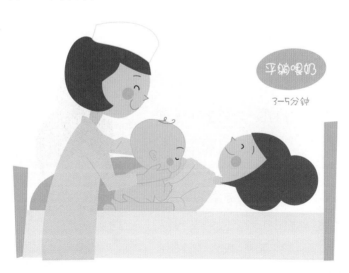

（2）侧卧姿势喂奶。产后6小时。妈妈微微侧过上身，用枕头抵住背部和腰部，如果乳房和床面距离较远，可以在床上放一个枕头或小被，让孩子躺在枕头或小被上。孩子紧贴妈妈的皮肤，孩子身体呈一条直线，胸对胸，腹对腹，鼻尖对乳头，宝宝含住乳头和乳晕的大部分。

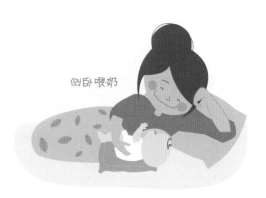

侧卧喂奶

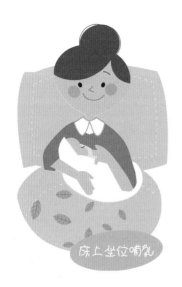

床上坐位哺乳

（3）床上坐位哺乳。等宝宝稍微大一点，妈妈可以背靠床头坐或半坐卧，背后垫靠枕头等。把枕头或棉被叠放在身体一侧，其高度约在乳房下边缘（根据个人情况自行调节）。将宝宝的臀部放在垫高的枕头或棉被上，腿朝向妈妈身后，妈妈用胳膊抱住宝宝，使他的胸部紧贴妈妈的胸部。妈妈的另一只手呈"C"形托住乳房，让宝宝含住乳头和大部分乳晕。

（4）床下坐位哺乳。妈妈坐在床边的椅子上，尽量坐得舒服，身体靠近床缘，并与床缘成一夹角。把宝宝放在床上，用枕头或棉被把他垫到适当的高度，使他的嘴能刚好含住乳头。妈妈就可以环抱住宝宝，另一只手呈"C"形托住乳房给宝宝哺乳。

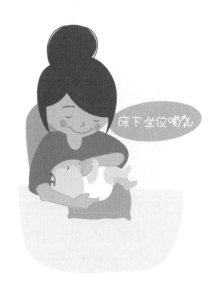

床下坐位哺乳

需要明确的是，最初采取正确的哺乳姿势，更大的意义在于让宝宝对乳头进行有效的吸吮，以促进泌乳反射和泌乳素的分泌，也可以让宝宝适应和习惯妈妈的乳头。正确舒适的体位和宝宝衔乳姿势，还能够增强妈妈哺乳的信心，从而达到良性循环，使得乳汁更加充沛。

3. 打消剖宫产妈妈奶水少的焦虑

这是妈妈们最着急的事。剖宫产妈妈比自然分娩的妈妈下奶稍晚，使得她们会生出许多担心：宝宝吃到奶了吗？会不会吃不饱，饿坏了？我会不会就是没有奶啊？由于伤口疼痛、哺乳体位难把握，乃至乳头皲裂等情况，也使得一些剖宫产妈妈产生了畏难心理，从而丧失了母乳喂养的信心。这些恰恰是造成乳汁更加不足的罪魁祸首，以至于这些妈妈的母乳喂养梦更难实现甚至最终破灭。

在宝宝初生的前两三天里，他们其实不会太饿，在这几天里他们正忙着排出胎便。妈妈们需要做的就是保证能让宝宝在24小时之内吸吮乳头至少8～12次，充分的吸吮既能让宝宝吃到富含抗体的初乳，也能刺激更快下奶。如果实在是没有奶，宝宝哭闹不止的话，可以给他冲调一些很淡的奶粉或葡萄糖水，用针管喂给他（切忌用奶瓶，以免造成宝宝的乳头错觉）。两三天后，剖宫产的妈妈也会下奶了。

妈妈们对于母乳喂养总还是有些紧张，尽管它是自然而然的一件事。而母乳喂养最大的障碍，不是年龄、不是身体差异，更不可能是外界阻力，而是来自妈妈内心的沮丧、娇气或脆弱。信心、无私、坚韧，才是乳汁源源不断的根源。

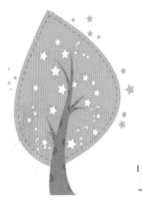

宝宝到底该吃多少

一次要给宝宝吃多久奶，多长时间吃一次呢？生产后前几天没奶的时候怎么喂宝宝？喂宝宝什么呢？我们要了解宝宝的胃容量，还要学会防止呛奶的绝招——拍饱嗝。

宝宝胃容量

聂娇大姐讲故事

诚诚三代单传，是家里所有人的掌中宝。

刚出生第二天，诚诚妈妈还没下奶，奶奶就用奶瓶一次给喂了30毫升配方奶。看着诚诚大口吃奶，奶奶心里美滋滋的，心想自己的孙子胃口真好。

诚诚吃完漾了奶，奶奶觉得哪个孩子不漾奶啊，没事。诚诚吃完后特别贪睡，能睡四五个甚至七八个小时。奶奶特别开心，逢人就夸宝宝能吃能睡，让人省心。

这种"省心"真的好吗？

 案例分析

其实宝宝刚出生头几天，是不需要太多食物的，他的小小的胃承受不了太多的食物。刚出生的婴儿胃容量只有5～7毫升，像弹球大小，第二天一次也只需要5～7毫升的奶量。一次喝下30毫升那么多的奶粉，不但宝宝的胃被撑大，导致胃供血量加大，宝宝只能是昏睡着，这可不是宝宝能吃能睡的表现啊。

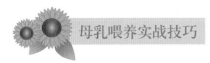

母乳喂养实战技巧

出生第一天

喂奶之前，注意一定要用医用纱布或者纯棉质口水巾蘸温水擦拭乳房和乳头。第一次喂奶前要好好清洗乳头、清理乳垢，并且为整个乳房作按摩（按摩手法同孕前乳房按摩），为提早泌乳做好准备。

刚出生的婴儿胃容量只有5～7毫升。宝宝出生半小时以后，要第一时间先吮吸双侧母乳各3～5分钟，再用小勺喂5～7毫升配方奶粉或者水，注意哦，这时候不要用奶瓶喂，不然容易造成乳头混淆。吃完配方奶以后，可以刺激婴儿吐出羊水。这时要将新生儿右侧卧放置在小床上，因为孩子的胃呈水平状，吃下去的东西会迅速流到小肠里，右侧卧能避免发生溢奶或者呛奶现象，从而避免引起吸入性肺炎。

吃奶后两小时，如果孩子不哭不闹，要准备再次喂奶了。还是要让宝宝先吸吮妈妈的两侧乳房，记住喂奶姿势，要让宝宝含住整个乳头及乳晕的大部分，吸吮5～10分钟，再喂配方奶5～7毫升。如果孩子吃完奶不到1个小时还在找奶，说明第一次奶量不够，下一次喂奶要适当增多。

值得注意的是，虽然产后第一天妈妈还没下奶，需要先给宝宝喂奶粉，但是每次喂孩子奶粉前，必须先让宝宝吮吸妈妈的乳房。早接触、早吸吮、早开奶，以刺激妈妈产生泌乳激素。在宝宝出生后的最初几天，要进行频繁的哺乳，如果宝宝嗜睡或者对吃奶没有兴趣，应该想方设法让宝宝在24小时内至少吃8～12次。比如在他清醒或浅睡时（眼球在眼皮下转动），尝试让他吃奶。或者将灯光调暗，脱光他的衣服，让宝宝只穿尿布，

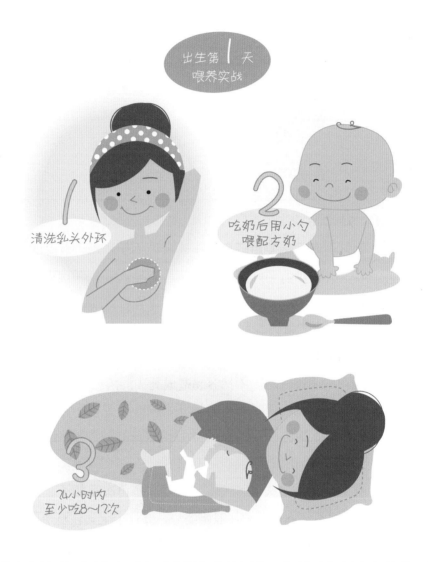

出生第1天
喂养实战

1 清洗乳头外环

2 吃奶后用小勺喂配方奶

3 24小时内至少吃8~12次

促使宝宝清醒，因为太暖和了会增加他的困意。轻擦或轻拍宝宝的背，用湿凉的毛巾拭擦宝宝的前额和面颊，同时可尝试以不同的姿势喂奶。

出生第二天

　　出生第二天，宝宝喂奶量可以适当增加一些，每次7～10毫升，巨大儿（出生时4千克以上的）可以加到15毫升。喂奶的步骤跟第一天一样，每两小时喂一次，每次喂奶粉之前要先让宝宝吮吸妈妈乳房5～10分钟，再喂配方奶7～10毫升。

出生第三天

出生第三天宝宝的胃容量扩展到22～30毫升。一般来说，顺产的妈妈在宝宝出生后第三天就开始下奶了，经过前两天一次次地让宝宝吸吮乳房，妈妈的乳腺管已基本畅通，奶量也变大。有的输乳管不通的，可能会胀奶，需要用专业的手法把奶推开。剖宫产的妈妈可能下奶稍晚一点。

出生第七天

出生第七天宝宝的胃容量扩展到44～59毫升，像乒乓球大小。开奶以后尽量坚持纯母乳喂养，相信奶是越吸越多的。需要混合喂养的，也要注意先吸吮妈妈乳房，再喂配方奶。

出生第十天

出生第十天宝宝的胃容量扩展到60～81毫升，像鸡蛋大小。

以上是普通宝宝哺乳的正常量，出生时4千克以上的巨大儿宝宝可以达到正常量的两倍以上。早产儿，可以是正常量的一半。

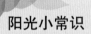

阳光小常识

新生儿的胃容量

出生第一天的婴儿胃容量只有5～7毫升，像弹球大小；

出生第三天婴儿的胃容量扩展到22～30毫升，如橡皮球大小；

出生第七天宝宝的胃容量扩展到44～59毫升，像乒乓球大小；

出生第十天宝宝的胃容量扩展到60～81毫升，像鸡蛋大小；

宝宝在出生一周、三周、六周、三个月、六个月左右的时候，身体面临生长发育的冲刺阶段，可根据宝宝体重、出生天数来自行调节喂奶量。

如何判断母乳是否充足

1. 当宝宝吃奶时，母亲有喷乳反射，宝宝每吸吮2~3口能听到"咕咚"的连续吞咽声。

2. 吃完奶后，宝宝在醒的状态下反应灵敏。

3. 吃完奶后，宝宝能安静睡眠2~3小时。

4. 宝宝每天大便2~3次，质软色黄，小便每天不少于6~8次。

5. 宝宝每周平均增重至少150~200克左右，满月体重增长不少于600克。

6. 妈妈的乳房有充满感，哺乳后双侧乳房较柔软。

宝宝吐奶是吃撑了吗

新生儿吐奶或溢奶非常常见，是不是像大人一样吃撑了呢？出现呛奶情况该怎样处理？怎样才能让宝宝不漾奶呢？

聂娇大姐讲故事

2013年3月份，我在阿春家工作。那次，真把我吓了一跳。

有一次，阿春的宝宝吃完奶，我站着竖抱拍出饱嗝了，但是躺下半个小时后，孩子开始大口吐奶，口鼻都往外漾奶，弄得满脸都是，吓坏了新妈妈，我也有点紧张。

我告诉自己：一定要镇定。这时候，不能马上抱起孩子，如果马上抱起孩子，孩子口中的奶会迅速流下去，易引发吸入性肺炎。我迅速抓着孩子的一侧手臂，让孩子翻身，趴在床上，一只手托起孩子的胸部，另一只手拍孩子的整个后背，让呛奶流出，然后再让孩子平躺着。孩子从鼻子中溢奶非常危险，容易窒息。我就用手托起孩子的头，自己张大嘴巴，吸出了孩子鼻子里的奶。这样孩子鼻子里的奶就不会吸到肺里，引发吸入性肺炎了。

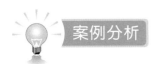

案例分析

有的新妈妈觉得，宝宝吃完奶躺下后总是吐奶或溢奶，是不是像大人一样吃撑了呢？其实不是的。出现吐奶、溢奶状况的主要原因是小宝宝的胃比较浅，并且食道下三分之一的环状括约肌尚未发育完全。喂食后因为胃部胀大产生压力，括约肌的收缩强度又不足以阻止胃部食物回流，所以宝宝往往会出现吐奶、溢奶的现象。如果吐奶严重甚至口鼻漾奶，须及时处理，否则容易发生吸入性肺炎甚至窒息。

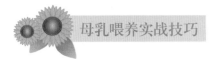

1. 宝宝呛奶处理方式

宝宝呛奶不要马上抱起，要迅速抓住宝宝的一侧手臂，让宝宝翻身，趴在床上，一只手托起宝宝的胸部，另一只手拍宝宝的整个后背，让呛奶流出，然后再让宝宝平躺着。如果宝宝鼻子溢奶，要用手托起宝宝的头，大人张大嘴巴，吸出宝宝鼻子里的奶。

2. 防止呛奶的方法——拍饱嗝

呛奶对孩子影响很大，后果很严重。新手爸爸、妈妈一定要学会防止呛奶的方法——拍饱嗝。

（1）站姿拍饱嗝。宝宝吃完奶后，大人一只手扶着宝宝的后背、颈、头，另一只手托住宝宝的屁股，让宝宝的屁股坐在大人的小臂上，轻轻放在肩膀上。宝宝头轻轻偏向外侧，大人的身体稍微往后仰，与宝宝身体约呈45度。大人手呈空心掌状，避开脊柱，避开腰椎，自下向上，拍宝宝左侧后背，要叠掌拍，也就是第二掌拍在第一掌的1/3处，如果还打不出饱嗝，就自下向上捋捋，直到听到宝宝响亮的打出饱嗝后，一只手扶住宝宝肩、颈、头，另一只托着宝宝屁股，右侧卧位放在小床上。头偏向一侧。给宝宝后背靠上一个小毛巾或小垫子。右侧卧半个小时，再左侧卧半个小时，之后平躺，以防睡扁头。

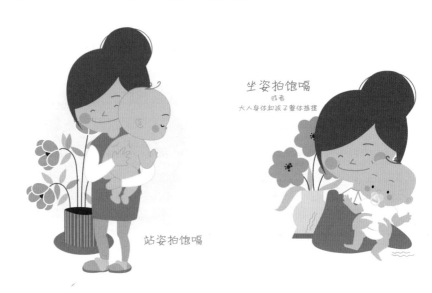

坐姿拍饱嗝
或者
大人身体和孩子整体摇摆

站姿拍饱嗝

（2）坐姿拍饱嗝。大人坐在椅子上，宝宝身体靠在大人胸上，让宝宝身体和腿呈90度，大人用空心掌，叠掌自下而上拍宝宝左侧后背，直到拍出饱嗝。如果一时拍不出饱嗝，可以让宝宝平躺10分钟以后，再重复拍饱嗝的动作。实在拍不出来，就抱着宝宝，大人身体轻轻地摇摆，注意大人身体要和宝宝整体摇摆，因为宝宝还很娇嫩，不能来回晃宝宝，不然易导致脑震荡。

专家点评

产后头三天，吮吸是关键——宝宝的嘴是最好的"催乳利器"。

如果顺产，产妇从产房回来就要给宝宝开奶，出生后20 ～ 30分钟的吮吸反射最强。如果此时没有得到吮吸体验，将会影响宝宝以后的吮吸能力。宝宝出生后头3天不宜规定喂奶时间和次数，应视实际情况来调节。因为宝宝胃小，每次吸入的奶量并不多，按需哺乳能够使宝宝吃饱喝足，更快地生长。勤吸吮也能刺激妈妈催乳素的分泌，让乳汁分泌更加旺盛，还有助于消除妈妈的胀奶，防止发生乳腺炎。最好在头三天没有胀奶前让宝宝吮吸刺激乳房，宝宝的嘴可以有效地疏通腺管，让奶水顺畅。

产后头三天，产妇的体力尚未恢复，食物应以清淡、不油腻、易消化、易吸收、营养丰富为佳，形式为流质或半流质。可食用牛奶、豆浆、藕粉、糖水煮鸡蛋、蒸鸡蛋羹、馄饨、小米粥等，不要吃刺激性的食物。

应该特别注意的是，在分娩之后的头三天内，产妇不要急于进食催乳汤，因为催乳汤会促进乳汁分泌，而此时产妇的乳腺管尚不十分畅通，过早喝汤只会使乳房胀痛。以后随着身体和消化能力的慢慢恢复，产妇渐渐进入正常饮食状态。待乳腺通畅后，才可多喝汤。

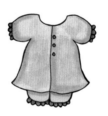

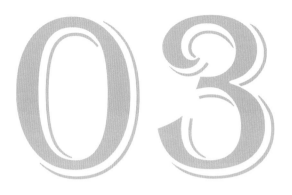

03

哺乳妈妈最关心的事儿

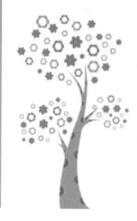

写给哺乳妈妈的话

亲爱的哺乳妈妈：

开始当"奶牛"以后，你会关心很多事儿。其中"吃"成了头等大事，面对传统坐月子中一碗碗漂着油花的下奶汤，你是不是很矛盾？吃多了怕身材恢复不好，吃少了怕宝宝不够吃。这怎么办呢？别担心，科学月子食谱能够帮到你，即便你是舞蹈演员或者有妊娠糖尿病，也能如你所愿，让你无后顾之忧。

如果你开始不下奶或者奶水特别少，别着急给孩子喂奶粉，而是让宝宝和你常在一起，按需哺乳，不断让宝宝吸吮。有的产妇产后100天才下全奶，因为有的奶是需要被"叫醒的"。如果你的奶水特别多，开始可能很开心，宝宝终于不愁没奶吃了，可是没过几天就犯愁了，奶像花洒淌不停，不挤就胀，越挤越多，真是苦不堪言。那也别犯愁，注意饮食，适当挤奶，你和宝宝会达到供需平衡的。

哺乳期间，"吃"是头等大事，保持心情愉悦也非常关键。因为如果你心情不好，奶水会是苦的，这可是千真万确的。有的产妇还会因为抑郁、生气、伤心、哭泣而回奶，想要重新有奶可就不那么容易了。对于早产儿、双胞胎或多胞胎、妈妈有特殊疾病的，母乳喂养就要注意更多细节和技巧了。

母乳喂养学问大，掌握了一些方法，作为哺乳妈妈的你就尽情享受专属于你和宝宝的甜蜜时光吧。宝宝偎依在你身边，你满满的母爱化作涓涓的奶水，宝宝贪婪地吸吮，那感觉多美妙啊！

祝愿你有一个完美的哺乳生活！

你的母婴护理朋友　聂娇

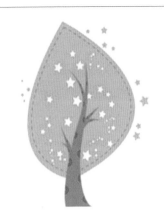

坐月子 "吃" 的学问

生完宝宝后，妈妈想的第一件事大概就是自己该怎么吃，宝宝该怎么吃？怎么吃饭才能对宝宝有利呢？

科学月子餐

产后饮食一般分四个阶段：第一阶段（产后1~2周）为排净恶露、愈合伤口阶段，主要目的是排净各种代谢废物及淤血等，使分娩过程中造成的撕裂损伤愈合。第二阶段（产后3~4周）为修复组织、调理脏器阶段，主要目的是修复怀孕期间承受巨大压力的各个组织器官。第三阶段（产后5~6周）为增强体质、滋补元气阶段，主要目的是调整人体内环境、增强体质，使机体尽量恢复到健康状态。第四阶段（产后7~8周）为健体修身、美容养颜阶段，主要目的是进一步调整产后的健康状况，净化机体、增强免疫力。

（具体月子餐建议食谱可参照阳光大姐金牌育儿系列之《月子餐》）

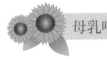 母乳喂养实战技巧

1. 产后忌吃辣

产后忌吃辛辣温燥食物，因为辛辣温燥食物可助内热，使产妇虚火上升，有可能出现口舌生疮、大便秘结及痔疮等症状，也可能通过乳汁使

婴儿内热加重，因此饮食宜清淡。尤其是产后5~7天之内，应以软饭、蛋汤等为主，不要吃过于油腻、麻辣的食物，如大蒜、辣椒、胡椒、茴香、酒和韭菜等辛辣温燥的食物和调味香料。

2. 产后忌吃酸性食物

哺乳期，很多人认为要给孩子喂奶，需要自己先大补，每天吃很多大鱼大肉。其实酸性食物吃得过多，会大大影响身体的消化机能，也容易上火。火气旺，加上添了宝宝也添了很多家务，难免会心情烦躁，容易发脾气。酸性食物还会阻滞血行，不利于恶露的排出。

3. 产后忌吃太咸

盐在体内会产生凝固水分或血液的作用，如果摄入盐过多，可引起产妇体内水钠潴留，易造成浮肿，并易诱发高血压。用这样的奶水喂宝宝，会加重宝宝肾脏负担。但产后也不可完全忌盐，因产后尿多、汗多，排出盐分也增多，需要补充一定量的盐。

4. 产后忌吃生冷

产后身体气血亏虚，应多食温补食品，少食寒凉生冷食物，以利气血恢复。未煮熟的食物往往不易消化，对脾胃功能较差的产妇（特别是分娩后前7 ~ 10天的产妇）来说，是一种负担，很可能引起消化不良。生冷食品未经高温消毒，可能带有细菌，进食后产妇易患肠胃炎。另外，多吃凉拌或冷荤食物，也不利于恶露排出和去除淤血，宝宝还可能会拉肚子。

5. 产后不宜吃巧克力

产妇在产后需要给新生儿喂奶，如果过多食用巧克力，对婴儿的发育会产生不良的影响。这是因为巧克力所含的可可碱，会渗入母乳中并在婴儿体内蓄积，可能损伤婴儿神经系统和心脏，并使肌肉松弛，排尿量增加，导致婴儿消化不良、睡眠不稳、哭闹不停。产妇嘴里经常嚼着巧克力，还会影响食欲，使身体发胖，而必需的营养素却缺乏，将影响产妇的身体健康，更不利于婴儿的生长发育。

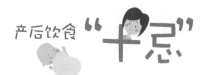

产后饮食"十忌"

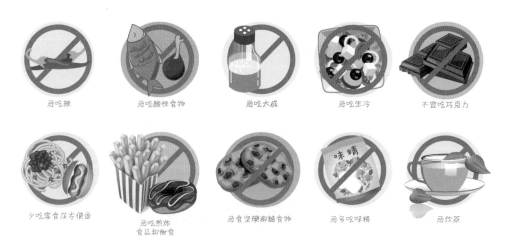

忌吃辣　　忌吃酸性食物　　忌吃太咸　　忌吃生冷　　不宜吃巧克力

少吃零食及方便面　　忌吃煎炸食品和甜食　　忌食坚硬粗糙食物　　忌多吃味精　　忌饮茶

6. 尽量少吃零食及方便面

零食及方便面类食品，一旦吃进体内会全部转变化脂肪，而且过多零食也会破坏整个饮食均衡，另外方便面中的添加剂也对母婴健康有害。

7. 忌吃煎炸食品和甜食

煎炸食物容易引起脾胃热滞，导致便秘或肚胀；而甜食吃得过多也会导致脾虚生湿，造成虚湿积滞，引发腹泻。这些食物吃多了，容易导致胸闷、腹泻、胃口呆滞、手脚不温等症状，舌苔常呈白色。

8. 忌食坚硬粗糙食物

产后身体各部位都比较虚弱，需要一个恢复过程，在此期间极易受到损伤。坚硬粗糙食物会损伤牙齿，使产妇日后留下牙齿酸痛的毛病。

9. 忌多吃味精

为了防止婴儿出现缺锌症，产妇应避免摄入过量味精。因为味精内的谷氨酸钠会通过乳汁进入婴儿体内，过量的谷氨酸钠对婴儿发育有严重影响，它能与婴儿血液中的锌发生特异性的反应，生成不能被机体吸收的谷氨酸，而锌却随尿排出，从而导致婴儿锌的缺乏。一旦如此，婴儿不仅易出现味觉差、厌食等情况，而且还可能造成智力减退、生长发育迟缓的不良后果。

10. 忌饮茶

产妇在喂奶期间忌饮茶，这是因为茶内的咖啡因可通过乳汁进入婴儿腹中，易引起婴儿肠痉挛。常饮茶的产妇哺育的宝宝经常无缘无故地啼哭，就是这个道理。

另外，夏季坐月子时可吃些适宜消暑的饮食，产妇出汗多、口渴时，可食用绿豆汤、西红柿，也可吃些水果，避免产褥期中暑。但要特别注意的是，所有动手术的产妇不可以吃西瓜。

聂娇大姐讲故事

小唐是我遇到的一位患有妊娠期糖尿病的产妇，她父亲就患有糖尿病，有家族遗传史。小唐在孕后期患上了妊娠糖尿病，天天注射胰岛素。产后出院时医生告诉她回到家要严格控制饮食，继续注射胰岛素，如果控制不好有可能成为真正的糖尿病人。当时小唐及家人都特别紧张、害怕，在饮食方面也特别注意，每天只吃单一的小米粥，不吃主食，炒菜时不放肉，少放油，各种下奶汤一律不喝，生怕血糖升高。几天下来，我看到产妇的身体非常虚弱，而且奶水也很少，宝宝也不愿意吸吮母乳，小唐就更加着急了。看到这种情况，我意识到了问题的严重性，于是我为小唐制订了一套既能保证营养需求，又能很好控制血糖的饮食调理计划。

第二天，我把我的想法告诉了小唐及其家人，希望她们能配合我尽快调养好小唐的身体，他们勉强同意了。在接下来的日子里，我每天按照计划变换花样，为小唐调理膳食。我用玉米面、小米面制作发糕，豆渣混合面粉制作豆渣馒头代替白面馒头，制作各种花样豆浆、米糊代替米粥，用五谷杂粮饭代替白米饭，有时以山药、芋头、南瓜作为主食，这样既增加了饱腹感又不会使血糖升高。在烹煮菜品时少油少盐，严格遵守少食多餐、定时定量的原则。每天指导小唐监测血糖，根据血糖波动，及时调换食谱。经过一个月的调理，在无胰岛素治疗的情况下，血糖控制平稳，去医院复查，各项指标均在正常范围之内。身体恢复后，小唐及家人都很感谢我，她说："多亏你精心设计的月子餐，让我摆脱了疾病困扰，成了一个正常人。"

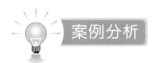

案例分析

妊娠糖尿病是指妊娠过程中初次发生的任何程度的糖调节受损症状，无论是否需用胰岛素治疗，无论分娩后这一情况是否持续，均可诊断为妊娠糖尿病。

控制饮食是糖尿病的一项基础治疗方法，很多患妊娠糖尿病的妇女，通过饮食疗法将血糖控制在正常范围内。而产后既要恢复和维持母体健康，更必须为泌乳提供物质基础，因此妊娠糖尿病产后的饮食护理显得尤其重要。妊娠糖尿病饮食要遵循如下原则：

1. 坚持少食多餐、定时定量进食。

2. 哺乳前适量进食，预防低血糖的发生。

3. 保持食物多样性，烹调宜采用拌、蒸、煮、炖、溜、卤等方法。

4. 低盐，每日摄入量控制在6克以下。

5. 宜用植物油，忌用动物油、奶油、鸡皮、猪皮等。

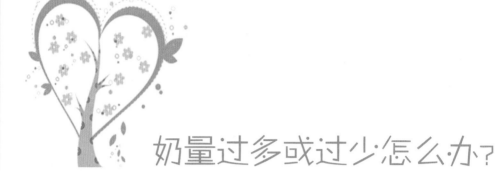

奶量过多或过少怎么办？

通过妈妈和宝宝的共同努力，基本上可以达到按需哺乳、供需平衡，也就是宝宝吃多少奶，妈妈就产多少奶。但是由于个人体质等原因，也有不少奶量过多或过少的产妇，遇到这样的情况该怎么办呢？

奶量过多

聂娇大姐讲故事

2009年，我遇到了顺产的产妇小戴。产后第二天，小戴开始胀奶。刚开始，小戴还高兴地给亲戚朋友打电话：我的奶可好了！这下放心了！

但慢慢地，小戴的乳房摸着有点疙瘩，我就帮她做乳房按摩，疏通乳腺。产后第三天，她的奶水就像花洒一样了。宝宝吃不了，光擦奶就用了一卷卫生纸。我当时感慨：这样的奶真好，宝宝有福气了。可是她的奶水实在是太多了，宝宝根本吃不完。据后来测算，她的奶够6个孩子同时吃！

小戴的奶太多，睡不好觉。孩子吃饱以后，奶还很胀，就用吸奶器吸，一会儿就接满一瓶。过了一个小时奶又胀起来了，很快就会滴滴答答流出来，挤完奶刚想睡，孩子又醒了要喂奶，一晚上就这样反复折腾，根本睡不了囫囵觉。过了几天，她的眼睛熬得都像小兔子一样红。我很心疼她，说要不晚上我替你带孩子，你多睡一会儿。可她因为奶胀得难受，根本没法睡。听说用吸奶器吸奶会越吸越多，她就有意识地减少吸奶量和吸奶次数，可是乳房里的奶出不来，没几天就得了乳腺炎。

 母乳喂养实战技巧

要解决奶量过多的问题，一方面产妇要尽量不吃下奶的食物，减少饭量，减少饮水，逐渐减少挤奶量；另一方面可适当回奶，如用小米稀饭加麦片（熟麦片）渐渐回奶。麦片是回奶的，喝两天就会见效，但是要掌握好量，不能完全让奶回去。

根据我的经验，对于奶量特别多的，通过少挤奶、少吃饭来控制奶量，效果不是特别明显。一般来说出了满月后奶量就慢慢减少了。月子里，奶来不及挤出来，很容易造成乳房胀痛，进而引发急性乳腺炎，睡觉的时候要特别注意，不要挤着奶。有一个形象的比喻：乳房就像是海绵体，拧得越干，奶产得越多。

奶量过少

聂娇大姐讲故事

怎么就是没有奶

我的同事、首席金牌月嫂刘东春遇到过一位产妇朱英，生产以后，乳房不肿胀也不产奶。

朱英是大夫，深知母乳喂养的好处，当然希望能坚持母乳喂养了。朱英找了个自己信得过的中医大夫，大夫给她开了下奶的中药。同时为了下奶，从孩子一出生朱英就没断了喝各种下奶的食疗汤：猪脚花生汤、通草汤、鲫鱼汤、鸡汤……奇怪的是，中药喝了三十多天，还是一滴奶都没有。连大夫都很奇怪，怎么就是没有奶呢？

做母亲的那么想当"奶牛"，却一点奶都不下，母乳喂养的愿望就没法实现了，可想而知朱英当时的心情有多低落了。

奶需要被"叫醒"

我的同事、首席金牌月嫂李晶遇到过一位产妇王元，月子期间也是一点奶都没有，用各种食疗方都不管用。随着时间的推移，连王元的老公和娘家妈都不抱什么期望了，都劝王元：别那么拗了，没奶就没奶，咱用奶粉一样能把孩子养好。

但王元这个产妇特别有韧性，一直没放弃，她一直坚信自己能有奶，没停止喝下奶汤，还按照自己的计划，让宝宝多吸吮、勤吸吮，就这么坚持着。

皇天不负有心人，王元开始慢慢下奶了。到宝宝50多天的时候，竟然实现了全母乳喂养。

100天下全奶

我的同事、首席金牌月嫂刘文娟遇到一位产妇池芹，33岁，是某医院心内科大夫。刚开始的时候池芹没有奶，喝了十多副中药，还是奶很少，两只乳房挤挤只有30毫升，孩子基本上都是喝奶粉。

刘文娟鼓励她说，没有奶也让孩子吮，不够了再吃奶粉。这位产妇就这样坚持下去，后来奶稍微多点但还是没什么大的起色。产妇就说："我坚持下去，如果5个月还没奶的话，我再放弃。"

就这样，池芹每天坚持喝汤，注意均衡营养。到了宝宝100天后，有一天，产妇说："刘老师，我孩子吃完奶，再也不找奶了呢。"刘文娟说："太好了，孩子不找奶瓶就说明你的奶够了！"此时宝宝吃完奶，能睡两个小时，有时能玩一个多小时。产妇说："是不是孩子吃不饱啊？"月嫂说："孩子吃不饱会闹的，你自己感觉感觉，是不是孩子吃完奶以后两个小时，乳房就很充盈，沉甸甸的呀？”产妇惊喜地发现，果然是这样。100天！100天以后，就全母乳啦！这位产妇一直喂奶到宝宝一岁两个月才断奶。

大乳房反而没有奶吗？

我的同事、首席金牌月嫂李华遇到过一位产妇晓梅，她是高校老师。因为档期问题，李华晚了5天进家门。进门就看到产妇抱着宝宝哭得眼都肿了。李华问她怎么哭成这样？产妇说，奶水不足。李华检查了她的乳房，发现她的乳房很丰满，属于脂肪型的。产妇说：“听说我这种大乳房奶水少，必须半小时一喂才行。”产妇很认真，每半小时喂一次，一晚上都没睡。李华说：“奶水多少与乳房大小是没有直接关系的，要想产奶，让孩子吮吸很重要，可休息也很重要。”月嫂带孩子，让产妇先睡半小时，然后让孩子吃奶，产妇再睡一小时，再喂母乳。就这样孩子第一次坚持了一个半小时才要奶吃，产妇很开心，孩子想吃的时候就喂奶，不吃的时候产妇就睡觉。第二次孩子坚持了两个小时才要奶，这说明奶够吃了。产妇喜上眉梢，再不那么焦虑了。到宝宝第八天，就不再添加奶粉了。

后来了解到，这位产妇之所以这么紧张，是因为她家里三代人都是人工喂养，她也很担心自己不能母乳喂养，从一开始就没有信心。结果她一直喂奶到宝宝3岁，直到准备上幼儿园了，怕宝宝觉得不好意思，才狠狠心断奶的。小家伙很结实，3岁的时候身高106厘米，体重40斤。三年中宝宝几乎没生过病，没吃过药，看来母乳喂养的确能提高宝宝的免疫力。

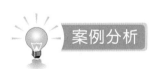

案例分析

有些产妇为什么会没有奶呢？

有的是产妇体质原因，泌乳激素分泌少，就很难下奶；有的是产前经常戴有钢圈的胸罩，导致乳腺管不通；有的是第一个孩子断奶的时候，用了药物或者针剂等强制回奶措施，或者胀奶也不挤出来，硬生生把奶憋了回去，再生二胎的时候就没有奶了。

据统计，因生理原因真正没奶的产妇数量很少，大部分产妇还是有奶的，只是要掌握正确的开奶方法，掌握正确喂奶姿势，早吸吮、勤吸吮，科学饮食，做好胀奶处理，就会有奶的。

1. 把奶"叫醒"

泌乳激素的产生因人而异，有早有晚，就像我们睡觉一样，有的人一碰就醒，有的人还要摇摇他才醒，所以奶是需要"叫醒"的。

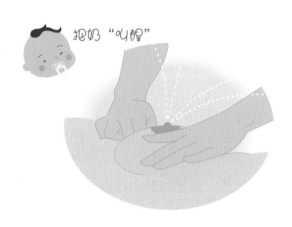
把奶"叫醒"

有的新妈妈开始不能全母乳喂养，这时一定要坚定信心，坚持吃下奶食物，与宝宝呆在一起，只要宝宝需要就让宝宝吸吮，相信很快就能实现全母乳喂养。

2. 乳房大小与奶水多少没有关系

有的产妇担心大乳房容易没有奶，有的产妇担心乳房小产奶不够吃，其实乳房大小只与脂肪组织含量有关，与产奶多少是没有关系的。充足的睡眠、均衡的营养才有利于产奶。总是心情焦虑、茶饭不思、夜不能寐，奶水就会越来越少。况且前面提到的这位产妇晓梅喂奶过于频繁，半小时就喂一次，根本没有产奶的时间。一般新生儿两小时喂一次，随着月龄增加，一天24小时喂8 ~ 12次就可以了。

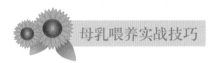

母乳喂养实战技巧

怎么才能让奶水多起来呢？试试开奶十法，保准让你的奶水如泉涌！

1. 自信是成功的基石

新手妈妈对自己能够胜任母乳喂养工作的自信心是母乳喂养成功的基本保证。要坚信自己，不管乳房的形状、大小如何，都能制造出足够的奶水，从而带给宝宝丰富的营养。

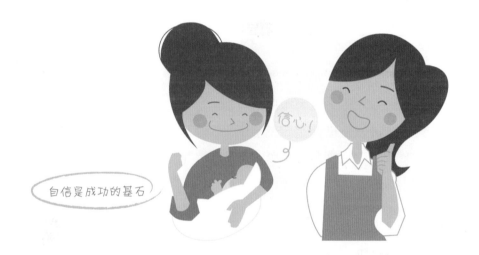

自信是成功的基石

信心!

2. 注意"食"效

吃得"好"不是所谓的大补，传统的猪蹄、鸡汤、鲫鱼汤中的高脂肪不仅会堵塞乳腺管，不利于母乳分泌，还会让产妇发胖，所以主要是吃得对，既能保证奶量充足，又能修复元气且营养均衡不发胖，这才是最佳的月子"食"效。

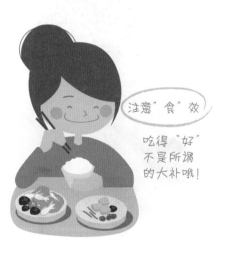

注意"食"效

吃得"好"不是所谓的大补哦!

3. 两边的乳房都要喂

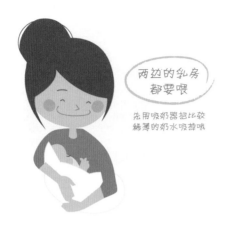

两边的乳房都要喂

先用吸奶器把比较
稀薄的奶水吸掉哦

如果一次只喂一侧，另一侧乳房受的刺激减少，自然泌乳也少。每次喂奶，两侧的乳房都要让宝宝吮吸到。有些宝宝食量比较小，吃一侧乳房的奶就够了，这时不妨先用吸奶器把乳房前部比较稀薄的奶水吸掉，就能让宝宝吃到比较浓稠、更富营养的奶水了。

4. 多多吮吸

妈妈的奶水越少，越要增加宝宝吮吸的次数。由于宝宝吮吸的力量较大，正好可借助宝宝的嘴巴来按摩乳窦。喂得越多，奶水分泌得越多。

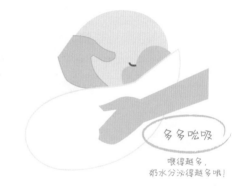

多多吮吸

喂得越多，
奶水分泌得越多哦！

5. 吸空乳房

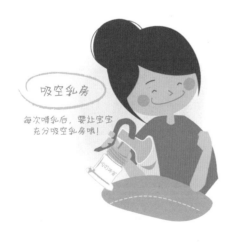

吸空乳房

每次哺乳后，要让宝宝
充分吸空乳房哦！

妈妈要多与宝宝肌肤接触，宝宝对乳头的吸吮是母乳分泌的最佳刺激。每次哺乳后，要让宝宝充分吸空乳房，这有利于乳汁的再产生。

6. 保持好心情

母乳是否充足与新妈妈的心理因素及情绪、情感关系极为密切。所以，妈妈在任何情况下都不要急躁，以平和、愉快的心态面对生活中的一切。

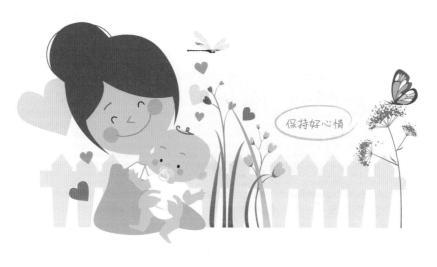

保持好心情

7. 补充水分

哺乳妈妈常常会在喂奶时感到口渴，这是正常现象。在喂奶时要注意补充水分，多喝豆浆、果汁、原味蔬菜汤等。水分补充适度即可，这样乳汁的供给才会既充足又富营养。

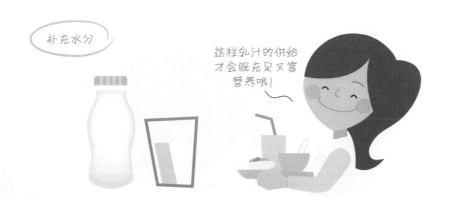

补充水分

这样乳汁的供给才会既充足又富营养哦！

原味蔬菜汤

原味蔬菜汤就是将各类蔬菜主要是根茎花果不加任何调料煮汤，味道清香，可以当茶喝，在产后当天（或剖宫产次日）即喝，发奶作用极佳。以后保证每天不少于喝两次。

原料：黄豆芽、西兰花、菜椒（青椒、黄椒、红椒均可）、紫甘蓝、丝瓜、毛豆、西葫芦、西芹，每次选择4种以上即可。

制作：把各种蔬菜放入锅内，加入适量清水，煮烂后取汤水饮用。

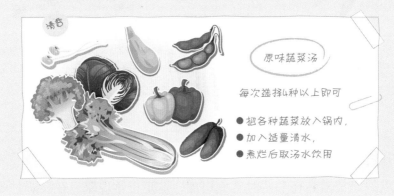

花生莲藕汤

原料：莲藕250克，花生100克，红枣10个。

制作：① 将莲藕节洗净，切成小块；花生、红枣（去核）洗净。② 把全部用料一起放入砂锅内，加清水适量，武火煮沸后，文火煮3小时。③ 加入适量盐即可。

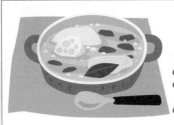

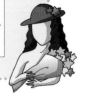

8. 充分休息

因为夜里要起身喂奶好几次，晚上睡不好觉，睡眠不足当然会使奶水减少。产妇要注意抓紧时间休息，白天可以让丈夫或家人帮忙照看宝宝，自己抓紧时间睡个午觉。还要学会如何在晚间喂奶的同时不影响自己的睡眠。

9. 按摩刺激

按摩乳房能刺激乳房分泌乳汁，可用干净的毛巾蘸些温开水，由乳头中心往乳晕方向呈环形擦拭，两侧轮流热敷，每侧各15分钟，同时还可以配合以下按摩方式：

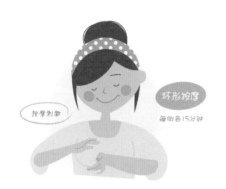

环形按摩：双手置于乳房的上、下方，以环形方向按摩整个乳房。

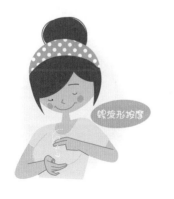

螺旋形按摩：一只手托住乳房，另一只手食指和中指以螺旋形向乳头方向按摩。

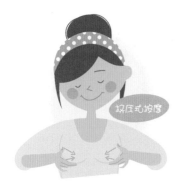

指压式按摩：双手张开置于乳房两侧，由乳房向乳头挤压。

10. 避免乳头受伤

如果乳头受伤、破皮、皲裂或流血并导致发炎，就会影响乳汁分泌。为避免乳头受伤，建议采用正确的喂奶姿势，控制好单侧乳房的吮吸时间，否则很容易反复受伤。

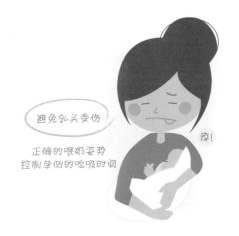

 小窍门

如何应对清水奶

有位产妇奶水很清，宝宝吃着一侧乳房，另一侧乳房奶水就拼命往外流，要用杯子接着，可惜奶水是清水奶，宝宝吃了就是不长体重。她们家都是这种体质，她姐姐奶水也是这样，当时宝宝月子里只长了一两。一般宝宝一个月应该长3斤左右。我就建议产妇每天吃半斤栗子，大约十来颗。结果宝宝第一个月长了2斤，第二个月长了5斤。

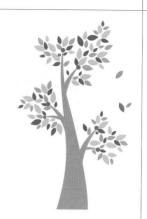

你的心情不好，奶水是苦的

保持愉快心情是顺利进行母乳喂养的关键。在我从业过程中，遇到过一些产妇因家庭琐事心情抑郁，导致奶水忽然没有了，也有因奶不足而寝食难安、奶水因而更少的。知道吗，妈妈的心情不好，流出来的奶味道不一样，宝宝是不会吃的。

奶被气回去了

聂娇大姐讲故事

2012年底，我为产妇孙菡服务了两个半月。孙菡年纪不大，脾气有点倔，在哺乳过程中，由于情绪的原因，有两次奶水出现了问题。

第一次母乳出现问题是宝宝出生后第12天。宝宝的爸爸真是任性，因为一点鸡毛蒜皮的小事，就和媳妇拌了嘴。结果孙菡心情抑郁，临睡前边思量边哭，第二天早上眼睛肿得像桃一样，而且，原本很充足的乳汁竟然消失了一半。

第二次，孩子满月回娘家后，孙菡又和自己的母亲生了一场气。

宝宝的姥姥喜欢跳舞，原本商量好姥姥晚上8点准时回家的，我晚上7点50才离开产妇，当时宝宝已经吃饱睡着了。孙菡一个人在家，

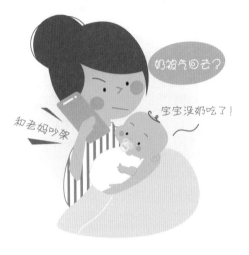

因抱姿不对，宝宝突然从鼻子里喷奶，这可把她吓坏了。当时已经是晚上8点半了，当她给姥姥打电话求救的时候，她听到了广场舞的音乐，知道姥姥还在跳舞，又是着急又是生气，孙菡在电话里和母亲大吵了一架。这件事让孙菡伤心极了，哭了一夜，早上4点宝宝要吃奶，才发现母乳已经没有了，巨大的乳房变成了"小窝头"。

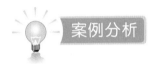

大多数妈妈产后一两周里会出现"产后抑郁"，有的会感到沮丧，担心自己缺乏照顾宝宝的能力，动不动就哭。产后抑郁部分原因是荷尔蒙在作怪，睡眠不足也是原因之一。怀孕和生产耗尽了体力，仿佛觉得自己的生活正处于动荡之中。生产这件大事完成了，但可能与预期的有出入，或者长久的期待总算结束了，产妇们开始面对现实，在产后最初的日子里，往往会有这种感受：只想躲得远远的。

阳光小贴士

如果因生气等原因突然回奶，可以用红小豆、红衣花生、桂圆、枸杞、大红枣、橘子树叶子各适量，大火烧开，小火煮汤，至少煮一个小时，一天内全部喝完，两天后母乳基本能恢复如初。

为什么不愿意喂奶

聂娇大姐讲故事

怎么是个男孩

当月嫂遇到的情况真是千差万别。有的家庭觉得宝宝是男是女顺其自然就好；有的家庭盼着要个大胖小子；但也有很另类的妈妈，一直想要个女孩，由于生下来个男孩，任性的妈妈竟然抗拒喂奶。真让人哭笑不得！

我的同事、首席金牌月嫂李晶服务过一位产妇夏雪，儿子出生时七斤八两。产后前三天，月嫂想给夏雪做开奶按摩，但她却不让碰自己的乳房。产妇有点乳头内陷，说什么也不让孩子吃母乳，说怕孩子嘴脏。

可是生孩子下奶是自然现象，月嫂说，如果你这时不让宝宝吃，很容易乳汁淤积得乳腺炎。她听后才勉强同意用乳头罩喂孩子。月嫂天天给她做思想工作，说母乳是最适合宝宝的食物，能增强宝宝的抵抗力，喂母乳产妇也能恢复得更快。可是产妇天天闷闷不乐的，就是不喜欢这孩子，甚至连抱都不抱。

后来逐渐了解才知道，这位产妇特别喜欢女孩，准备的衣物都是小女孩的，宝宝生出来一看竟然是男孩，就特别纠结。此外夏雪的乳头内陷，乳头内陷一般是遗传的，她的妈妈和姨妈都乳头内陷，都没能成功喂奶，而且她妈妈还得了乳腺癌，所以夏雪

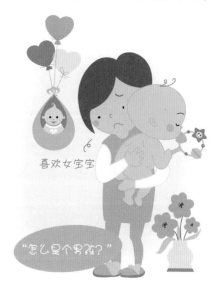

喜欢女宝宝

"怎么是个男孩？"

对母乳喂养一直信心不足。

在月嫂的不懈努力和劝说下，到宝宝17天的时候，夏雪才勉强同意直接喂宝宝。当孩子吸到妈妈第一口奶的时候，产妇"哎哟"了一声，她说真是奇妙的感觉，比吸奶器感觉好多了。

喂奶比生孩子还难吗

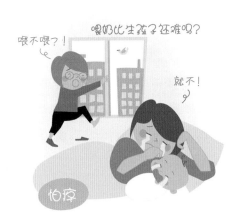

产妇张新，28岁，银行职员。孩子出生，我赶到医院的时候，产妇妈妈和产妇正在争吵，原来她们是为喂奶的事儿吵架。张新在那儿大哭："你要再让我喂奶我就跳楼！"妈妈说："你要不喂奶我就跳楼。"

夸张吧！为了喂奶的事，母女俩到了剑拔弩张的地步。

张新问我："阿姨，我不喂奶行吗？吃奶粉不也能养活孩子吗？"我说："你为什么不愿意喂奶啊？"张新竟然说："我听同事说，喂奶可疼了，比生孩子都疼。"

我被她逗得笑起来了，对张新说："你同事可能是喂奶姿势不正确导致哺乳疼痛，才对你那么说的。其实，只要你喂奶姿势正确，是不会疼的，相信我，你会很享受这个过程的。吃奶粉能养活孩子，可还是母乳更好啊。"

可张新怎么都听不进去，坚持不喂母乳。但是下奶后，奶胀得跟石头一样，我说："咱要是得了乳腺炎，就得热敷按摩；让孩子随意吃，不够了让孩子吃奶粉，行吗？"产妇一开始还不接受，后来奶太胀了就让孩子吃了。结果她发现，喂奶没有想象的那么疼。到孩子两个月的时候，张新已经主动要求多喝汤多泌乳了。

　　既然把孩子带到世上，不管男孩女孩，都有责任好好爱他，哺育他长大。与孩子一点一滴的交流，哪怕是抱抱他，亲亲他，一个很简单的微笑，一个温柔的爱抚，对宝宝的成长都非常有利。

　　母乳喂养的宝宝营养全面、抵抗力强，身心都很健康，可千万别错过你专属的和宝宝亲密时间哦。不管什么原因，心情不好，都会导致奶水回去，错过了母乳喂养的关键时期，以后后悔也来不及了。有的产妇听说喂奶很疼，吓得不敢喂奶，其实喂奶疼是因为哺乳姿势不对。喂过母乳后就知道抱着孩子吃奶有多么幸福，新妈妈好好把握吧。

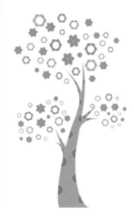

特殊情况的母乳喂养

每个妈妈最大的愿望就是出生的宝宝是健康的，但是如果遇到发育有问题的宝宝时，我们也要知道如何应对。"妈妈的乳汁是最好的！"不管宝宝遇到的问题有多特殊，母乳都能够给宝宝提供充足的营养、免疫力。而一些情况特殊或有特殊疾病的妈妈是不适宜喂母乳的。

早产儿的母乳喂养

聂娇大姐讲故事

我照顾过一位产妇宋飞，本来预产期是10月份，结果宝宝7月份就早产了。

早产儿器官发育不成熟，出院回家以后，要特别注意保温。我就保持室温26℃、湿度60%左右。家里姥姥感冒了，我也建议她尽量不要进宝宝房间，防止交叉感染。

庆幸的是宋飞的奶很好，宝宝胃小，比别的孩子喂奶次数多、时间短，妈妈一直坚持母乳喂养到孩子两岁，宝宝长得跟同龄宝宝一样高一样重。

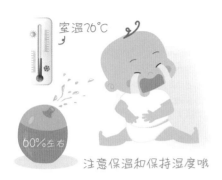

注意保温和保持湿度哦

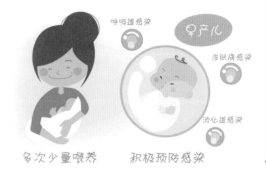

多次少量喂养　　　积极预防感染

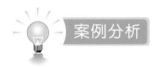

案例分析

在医学上，通常把不足37周胎龄出生的活产婴儿称为早产儿或未成熟儿。通常早产儿表现为体重在2500克以下，头围33厘米以下，其器官功能和适应能力较足月儿差，应给予特殊护理。凡因胎盘功能不足等因素而出生或较平均数低两个标准差以下者称为小于胎龄儿（或称小样儿、成熟不良儿）。亦把出生体重2500克以下的统称为低体重儿，把出生体重低于1500克者称为极低体重儿，其中包括早产儿和小于胎龄儿。

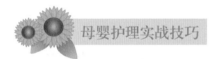

母婴护理实战技巧

1. 早产儿的护理原则

早产儿由于组织器官发育不成熟、功能不全、生活能力差、抵抗力弱，因此要加强护理。早产儿出院回家后，首先要保温。早产儿居住的室温一般应保持在26℃～28℃，湿度保持在55%～65%。其次，由于早产儿免疫功能低下，易感染，因此要积极预防感染。家中有呼吸道、皮肤、消化道感染者，不要进入早产儿的房间，以防交叉感染。

母乳是早产儿的首选食品，因母乳中所含蛋白质、脂肪、糖的比例适当，富含人体必需的氨基酸，尤其是早产儿所必需的胱氨酸、牛磺酸较高。

早产儿体重越轻，胃容量越小，故应采取多次少量喂养的方法，缩短间隔时间。在护理中发现，早产儿比足月儿生长发育快，一般到两岁时体重、身长可与同龄的足月儿近似，个别体重过低者，迟到4岁才能相近。

对于胎龄小样儿也要注意保温，预防感染。此外，由于胎龄小样儿体重虽轻但胎龄较大，故基础代谢率较高，热量需要多，胃容量相对大，吸吮力强，因此奶量可适当多些。在护理中发现，胎龄小样儿到3岁时其体重、身长发育仍比足月儿低。因此对胎龄小样儿或足月低体重儿更应加强营养。

2. 早产儿护理中的细节

（1）由于孩子吸吮力不足，应耐心喂养，一般出院初期，一次喂奶需要30～40分钟。

（2）刚出院回到家的宝宝，头两三天内，其每餐的喂食量先维持在医院时的原量不必增加，到适应家里的环境后再逐渐加量，因为环境的变化对婴儿的影响较大，尤其是胃肠的功能。

（3）少量多餐及间断式（每吸食一分钟，将乳头抽出口腔，让宝宝理顺呼吸约10秒钟，然后再继续喂食）的喂食方式，可减少吐奶现象发生，减轻呼吸上的压迫。

（4）可喂食早产儿奶粉，以促进消化，增加营养吸收。

（5）早产儿对温度变化是很敏感的，所以要注意保持体温及温度的恒定性，以免致病。

（6）定期回医院追踪检查及治疗，如视听力、黄疸、心肺、胃肠消化及接受预防注射等。

（7）保持与新生儿医生密切的联系以便随时咨询。

（8）熟练掌握幼儿急救术，如吐奶、抽搐、肤色发绀时的处理，以备不时之需。

3. 早产儿护理注意事项

（1）与早产儿玩耍时，动作要慢，要轻，不要经常用新玩具逗早产儿，新面孔也不要经常围着他，以免过分刺激早产儿。

（2）留意早产儿的反应，如他头部转向或不再注视你时，就表示他已够了，这时应停止与他玩耍。

（3）要注意室内温度，因为早产儿体内调节温度的机制尚未完善，缺乏皮下脂肪保温，失热很快，所以保温十分重要。

（4）晚上又黑又静，早产儿可能不习惯，可亮夜灯及播放育婴音乐，以助早产儿适应环境。

（5）早产儿喜欢被襁褓裹起来。襁褓面料一定要柔软无刺激性；宝宝的头部绝不能包起来。

（6）早产儿由于呼吸系统尚未发育完善，对空气污染物十分敏感，所以婴儿房内必须空气洁净，同时要禁止吸烟。

（7）婴儿床上用品及婴儿室内家具的颜色都不宜鲜艳、过于明亮，以免对早产儿过分刺激。

（8）如果早产儿能吮吸，就让他吸奶嘴，这样可以协助他发展口腔活动技能，而且也可以给予他一定的安全感。

（9）最重要的一点是，要留心孩子的特殊需求，一般规律不一定完全适合他的需要，大人必须"听他指挥"，千万不能把自己的想法强加于他！

双胞胎、多胞胎的母乳喂养

双胞胎是双重的恩赐，也是双重的挑战。

聂娇大姐讲故事

我曾经照看过一对龙凤胎，小小的一对人儿人见人爱。但是，这一对小兄妹可累坏了我和他们的妈妈、爸爸、奶奶。

白天我们四个人照看这对双胞胎，还忙得团团转。喂奶的时候，儿子先吃妈妈右侧乳房，大约15分钟吃空以后，女儿再吃妈妈左侧乳房，吃空以后，如果宝宝还不够吃，就再喂奶粉。通常儿子吃奶

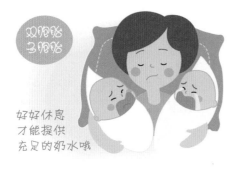

 好好休息
才能提供
充足的奶水哦

的劲儿比女儿的劲儿大，到下次喂奶的时候，再交换乳房吃，防止把乳房吃偏了。不然乳房一个大一个小，断奶后就非常明显了。

晚上，双胞胎的妈妈需要更多的休息，才能产更多的奶。但是，同时喂两个宝宝确实让妈妈睡眠时间非常少，这个产妇在孩子满月的时候，奶量就很不充足了。

母婴护理实战技巧

妈妈的身体可以为两个甚至三个宝宝提供充足的奶水，但是需要付出比别人加倍的努力。当然不可能靠妈妈一个人顺利度过这个特殊的时期，建议妈妈一定要好好休息，找人帮忙做家务，把一些琐事搁置脑后。而且要注意，双胞胎有可能提前报到哦，在孕后期就要开始安排帮忙的人手了。

家里有2～3个宝宝时，爸爸的帮助就很关键。爸爸不能母乳喂养，但可以做其他的事。在妈妈给一个宝宝喂奶的时候，爸爸可以给另一个宝宝换尿布或是抱着哄他睡觉，像流水作业一样。

特殊情况产妇的母乳喂养

聂娇大姐讲故事

我曾经照看过一位产妇，长得很漂亮。生产后，我发现她躺着的时候，乳房也是坚挺的，这明显和其他普通产妇不同。我就感觉有点奇怪。

产后头几天，我为这位产妇做开奶按摩，发现挤出来的乳汁里有像小米粒一样的很有弹性的晶体。我偷偷问产妇："奶里这是什么东西？你是不是隆过胸啊？"产妇说："是的，

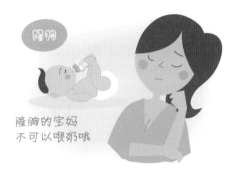

隆胸的宝妈
不可以喂奶哦

但是我不想让丈夫知道，请你帮帮我。"我说："你这种奶宝宝吃了肯定要吐奶，而且不消化，可能引起腹胀、拉肚子。"我就对产妇丈夫说，由于个人体质原因，他太太的奶不能喂孩子，必须回奶。

母婴护理实战技巧

隆过胸的妈妈一般不可以喂奶。因为乳房填充的硅凝胶假体会通过乳腺管随乳汁流出来，在母乳中形成晶莹的颗粒，不能给宝宝吃。

所以隆胸妈妈生产后要注意回奶。爱美的妈妈，在隆胸之前要考虑清楚了，一时的美丽，可能会剥夺未来宝宝享受母乳的权利。

聂娇大姐讲故事

我遇到过一位产妇，见到我时说："阿姨，我不能喂奶。"我疑惑地问："你怎么不能喂呢？身体有什么疾病吗？"她无奈地说："我是乙肝携带者，怕传染给宝宝。"我说："好吧，你产后尽快回奶，我负责照看好宝宝，你就放心吧。"乙肝携带者生产后，为减少胎儿感染的概率，应在婴儿出生后24小时内给宝宝打乙肝免疫球蛋白。

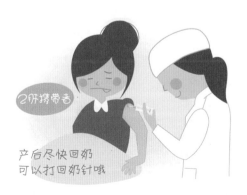

产后尽快回奶
可以打回奶针哦

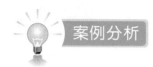

案例分析

一般乙肝携带者是不能喂奶的，宝宝出生后第一时间应注射乙肝免疫球蛋白，产妇马上回奶。也有的乙肝携带者分泌的乳汁经过化验不含乙肝病毒，可以哺乳。

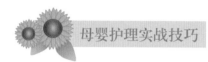

母婴护理实战技巧

乙肝携带者产妇产后要马上回奶，可口服维生素B6，每次10片，连服3～5天；或口服己烯雌酚，每次5克，每日3次，连服3～5天；或肌肉注射雌激素类药物，如肌肉注射苯甲酸雌二醇，每次2克，每日2次，连续注射3～5日，即可回奶。

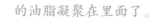

聂娇大姐讲故事

我遇到过一位产妇李静，奶挤出来是圆柱状透明的像小果冻一样的脂肪粒。这种情况我当时还是第一次碰到。

因为奶稠，李静得了乳腺炎，一个月发烧十几次，产后二十多天就放弃喂奶了。后来我才知道，这种情况叫奶栓塞，是乳腺管里的油脂凝聚在里面了。

有位产妇也是奶栓塞，孩子四个半月的时候，奶突然通了。原来她因为父亲患白血病过世，异常悲伤，所以奶少了，反而通了。

有时在推奶时，会发现个别产妇乳腺里有结石，能推出像石头粒一样的东

奶塞栓

奶少了
反而通了

西，"砰"的一声弹出来。这种奶特别容易堵了乳腺管，导致乳腺炎。可以服用药物降低奶内钙的含量，然后通过按摩手法把奶推出来。

发生这种情况，可能与母亲补钙过多有关，也可能是对钙的吸收能力弱造成的。

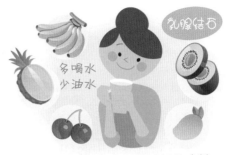

多吃水果，多吃不带油性的青菜

 母乳喂养实战技巧

遇到奶栓塞这种情况，月子期间要少吃大鱼大肉，油炸食物也要少吃，可以适当炒点青菜，但是不能没有蛋白质，可以每一顿煮点稀饭，勤吃少吃。

治疗奶塞栓的办法：第一，多喝水，少油水，多吃水果，多吃不带油性的青菜；第二，找专业人士用细针一点点地对着乳腺孔往里捻，将乳腺人工通开，这需要特殊技巧。

专家点评

哺乳期不用大补特补。要掌握的原则是：饮食清淡，水分充足，保证蛋白质摄入，每日80克，各种营养素摄入足够即可。

哺乳期妇女饮食一方面需要逐步补偿妊娠、分娩时所损耗的营养储备，促进各器官、系统功能的恢复；另一方面还要分泌乳汁，应根据哺乳期的生理特点及乳汁分泌的需要，合理饮食，保证充足的营养供给。

此时，需要增加鱼、禽、蛋、瘦肉及海产品的摄入量，乳母每日应增加总量100~150克的鱼虾或瘦肉，也可选择大豆及其制品补充优质蛋白质；定期摄入一定量的动物血、动物肝脏等，以预防或纠正缺铁性贫血。

乳母还需注意摄入部分海产品，增加n-3多不饱和脂肪酸、碘、锌的摄入量，以利于婴儿视网膜及神经系统的发育。

乳母仍要注意补钙，为达到婴儿1000毫克适宜摄入量的水平，每日应饮用牛奶300毫升，获得300毫克钙，同时可适量摄入带壳小鱼、小虾、大豆及其制品、芝麻酱及深绿色蔬菜等钙含量丰富的食物。

就宏量营养素中的DHA而言，新修订的《中国居民膳食营养素参考摄入量》对0～3岁婴幼儿的DHA摄入量进行了特别推荐。其中，0～6个月婴儿推荐摄入量为DHA占总能量的0.1%～0.18%，约12.3毫克/100毫升，这是根据文献报道世界不同地区母乳中DHA含量占总脂肪酸的0.35%推算出来的。乳母每日DHA+EPA为250毫克。

胆碱是卵磷脂和鞘磷脂的组成成分，参与生物膜、神经髓鞘的构成，也是参与记忆存储的重要神经递质——乙酰胆碱的前体。女性在妊娠期和哺乳期对胆碱的需要量较高，胎儿和新生儿血液胆碱浓度为成年后的6～7倍；妊娠期间，母体大量的胆碱会通过胎盘转运给胎儿，这也会消耗母体的胆碱储备，而且乳汁中含有大量的胆碱，哺乳也会进一步消耗母体的胆碱储备。乳母每日需520毫克胆碱，建议经常食用蛋黄、花生、大豆、核桃仁等含胆碱高的食物。

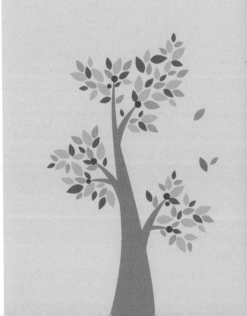

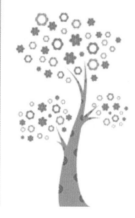

写给哺乳期生病妈妈的话

亲爱的哺乳妈妈：

在你和宝宝的共同努力、不断摸索下，开始成功地进行母乳喂养了吗？哺乳期一般一年以上，在这个过程中你也可能面临很多问题。比如最让人痛苦的乳头皲裂、最常见的乳腺炎。

如果你乳头内陷或者宝宝吸奶姿势不正确，乳头皲裂很快就会找上门来。我看过有的产妇乳头烂得像菜花一样，有十几道血口子，孩子吃奶的时候妈妈异常痛苦，孩子不吃奶乳房还会胀，容易得乳腺炎。为了减轻产妇的痛苦，我和"阳光大姐"的月嫂们总结了一些治疗和预防乳头皲裂的小妙招，让你不再惧怕哺乳。

乳腺炎是新妈妈遇到的最普遍、危害最大的病症，几乎每个新妈妈都或多或少遇到过。可别小瞧乳腺炎，它带给你的痛苦有时候是一辈子的。在"阳光大姐"从业12年间，我就像一位救火队员，处理了无数例乳腺炎急症。许多产妇都说，我的手就像"听诊器"一样，判断准确且手到病除。我也特别希望能教给你一些知识，让你明白乳腺炎的成因、分类、治疗和预防方法。

乳腺癌是女性最常见的恶性肿瘤之一，全世界每年约有120万妇女患乳腺癌，我们身边也不乏这样的病例。大多数乳腺癌患者都是不注意定期检查，等有了明显症状时已发展到了中晚期。哺乳期的你要警惕妊娠或哺乳期乳腺癌。下面我们介绍一些乳腺癌的高危因素和诊断、治疗、预防的方法，因为乳腺癌是完全可以通过早检查、早治疗、早预防来提高治愈率的。20岁开始就要每年定期检查乳腺，学会乳房自检，发现问题进一步用触诊、乳腺B超或钼靶来确诊。癌症已被世卫组织列为慢性病，可以通过改变生活方式进行有效预防，即俗话说的"管住自己的嘴"和"迈开自己的腿"。

祝愿你身体健康，哺乳顺利！

你的母婴护理朋友　聂娇

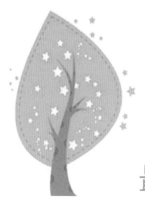

最痛苦的乳头皲裂

成功的母乳喂养需要妈妈和宝宝的共同努力，不断摸索。但是，我们也可能面临很多问题，比如，如果宝宝含接乳头姿势不正确或者妈妈乳头内陷，就很容易造成乳头皲裂。乳头皲裂后，孩子吃奶妈妈异常痛苦；孩子吃不上奶，乳房还会胀奶，甚至得乳腺炎，导致发烧甚至动手术，后果很严重。

聂娇大姐讲故事

那是2011年，有位产妇叫李菁，因为她预定的月嫂前一位客户服务期没结束，我作为替补为她服务了四天。就是在这短短的四天里，李菁经历了手术、胀奶、因乳头内陷而造成的皲裂所带来的各种痛苦。

我见到李菁的时候，心里都抽了一下：她的乳头有十二三道口子，烂得像菜花一样，全是血。给孩子喂奶的时候，孩子还没吃，妈妈就吓得直往后撤。孩子一吃，看到她痛苦的表情，就知道疼痛难忍。但是，生产后头几天，一定要让孩子多吸吮，才能刺激乳腺分泌乳汁，疏通乳腺。妈妈喂奶这么痛苦怎么办呢？

我告诉李菁，一方面要让乳头裂口尽快愈合，以免细菌侵入造成乳腺炎；另一方面要尽快把奶推出来，不然造成胀奶，容易发烧。

我先帮助她治疗乳头皲裂：将10厘米×10厘米的纱布用75%的酒精浸湿了，盖在乳头上，消毒3~5分钟。因为有裂口，乳头沾到酒精肯定非常疼，我就告诉李菁，这个时期非常关键，如果怕疼，消毒不彻底，细菌侵入，就会得乳腺炎，那时候就更麻烦了。消毒后，再滴上一滴维生素E，一粒胶囊状的维生素E刚好渗进一个乳头，最后敷上云南白药。每次孩子吃奶前，用温水把乳头清理干净。这样连续做三天，乳头皲裂就治好了。

与此同时，我再用专门的催乳手法帮助她解决胀奶问题。我先给李菁热敷，以便下一步推奶。我准备了三条毛巾，用感觉不烫手50℃左右的水，把毛巾浸湿。将一条毛巾折三折环绕在一个乳房上，使毛巾全部盖住乳房，只露出乳头，另一条毛巾用同样的方法盖住另一个乳房，三条毛巾轮流用，热敷约10～15分钟。热敷好以后，我用专门的催乳手法，特别注意先按摩乳窦部分，将乳窦处的积奶挤出来，再沿着每一条乳腺的走向一点一点按摩，把输乳管中堵住的奶都推出来。把每条乳腺都疏通了，李菁就能轻松顺利地开奶了。

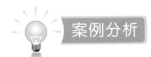

案例分析

乳头皲裂是哺乳期乳头发生的浅表溃疡，多见于初产妇。

产生乳头皲裂的常见原因有：

（1）产妇乳头发育不良（内陷、扁平或过小）、哺乳困难、婴儿吸入用力过大发生损伤。比如产妇乳头内陷，宝宝吃奶的时候乳头就吸出来，不吃的时候乳头就缩回去，反反复复，对乳头伤害很大，还容易裂口。

（2）宝宝吃奶姿势不正确。宝宝嘴巴只含住了乳头，没有含住乳晕的大

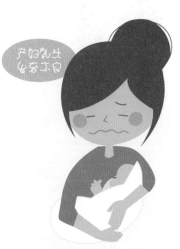

乳头吸出来，不吃的时候乳头就缩回去，反反复复，对乳头伤害很大

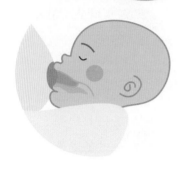

部分，只吸吮乳头，吸不出奶，乳头还会吸破。舌系带过短的孩子吃奶的时候，妈妈的乳头会变成鸭嘴状，反复吸奶乳头也容易破裂。

应该含住乳晕的大部分

（3）乳汁分泌过多，外溢侵蚀乳头及周围皮肤，引起糜烂或湿疹。

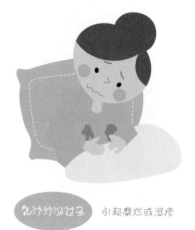

引起糜烂或湿疹

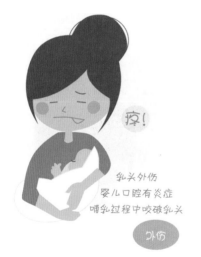

（4）乳头外伤、婴儿口腔有炎症、哺乳过程中将乳头咬破也可能造成乳头皲裂。

乳头皲裂的主要症状有：

（1）乳头表面有小裂口或溃疡，哺乳时剧烈疼痛。根据经验，有的产妇乳头皲裂时乳头表面有好多道小口子，这一般是真性乳头内陷引起的；有的乳头从中间裂开，乳头一分为二，一般是假性乳头内陷引起的；有的乳头从根部断裂，这一般是哺乳姿势不正确引起的。

（2）因哺乳疼痛减少哺乳时间和次数，造成乳汁淤积或细菌感染而导致乳腺炎。一般来说，有乳头皲裂极易引发乳腺炎，乳腺炎不及时处理有可能出现乳腺脓肿，须开刀引流才能治愈。所以发现乳头皲裂要及时处理。

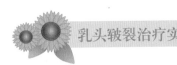

乳头皲裂治疗实战技巧

1. 乳头皲裂的治疗

通过在"阳光大姐"12年的母婴护理实践，我和其他的"阳光大姐"一起总结出了以下几个能有效治疗乳头皲裂的小秘方：

（1）酒精加维生素E治乳头皲裂。先用75%的酒精，将10厘米×10厘米的纱布浸湿，盖在乳头上，消毒3～5分钟。然后滴上一滴维生素E，渗进乳头以后，敷上云南白药或者"百多邦"。每次孩子吃奶以前，用温水把乳头清理干净。

（2）香油泡花椒治乳头皲裂。香油烧开，用最小火炸花椒，用量为一两香油炸30多粒花椒，到花椒变成黑色，冷凉，把花椒浸泡在香油里。产后可准备好备用。使用前，先用温水把乳头擦一遍，然后用医药棉球（防止细菌侵入）把泡花椒的香油涂抹到乳头上，最后敷上云南白药，乳头皲裂会很快愈合。每次孩子吃奶以前，用温水把乳头清理干净。

（3）用鸡蛋黄炼油治乳头皲裂。煮四个鸡蛋，取蛋黄，用小碗把蛋黄压碎，放于小奶锅或者小勺上，用小火慢慢烧，边加热边搅动，一旦冒烟就赶紧拿开，过一会儿再加热，等到蛋黄发黑，就开始慢慢出油，用炼出的油涂抹可治疗乳头皲裂。此方法在便秘出现肛裂时也可以用。

（4）紫草泡香油治乳头皲裂。一块钱的紫草，放入小玻璃瓶，用生香油泡3天以上，用来涂抹皲裂的乳头。紫草的颜色可用香皂清洗干净，注意不要用紫草膏。每次孩子吃奶以前，用温水把乳头清洗干净。

（5）云南白药叶治疗乳头皲裂。"阳光大姐"首席金牌月嫂李晶大姐家中种植了云南白药，她发现用云南白药的叶子治疗乳头皲裂效果十分明显。取新鲜的云南白药叶子，洗净，放入适量凉开水，把叶子捣碎成糊状，放到保鲜膜上，产妇平躺，糊在乳头上。孩子不吃奶的时候敷上，三天治愈乳头皲裂。注意不能直接用云南白药片剂。

（6）青青菜治疗乳头皲裂。"阳光大姐"首席金牌月嫂王静大姐的做法是：将新鲜青青草（一种带刺的植物）捣碎后敷在乳头上，有止血愈合伤口的功效。

2. 乳头皲裂的预防

乳头皲裂是可以预防的。如果产前发现自己乳头内陷、过大、过小或扁平，用科学的方法加以纠正（见孕期乳房护理篇），并经常涂抹保护油，以保持乳头滋润。喂奶后一旦发现喂奶疼痛或刚开始有裂口，就照上面的方法提前预防，效果会更好。

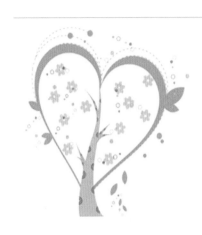

最常见的乳腺炎

当宝宝出生、一家人沉浸在喜悦之中的时候，要警惕可能会对妈妈和宝宝都有伤害的状况，比如说急性乳腺炎。

在从事月嫂工作的十多年中，我发现急性乳腺炎是新妈妈遇到的最普遍、危害最大的病症，几乎每个新妈妈都遇到过乳腺管不通、乳房红肿、乳汁淤积甚至发烧、脓肿等状况，尤其是初产妇。

急性乳腺炎在哺乳期的任何时间均可发生，一般产后2～6周最为常见。可别小瞧乳腺炎，它带给产妇的痛苦有时候是一辈子的。

在治疗之前，一定要先分清乳腺炎的成因，不同的成因，治疗方法也不同。总体来看，乳腺炎的成因一般有两个方面：一是乳汁淤积；二是细菌侵入。根据起因、病情等不同情况还可分为急性单纯乳腺炎、急性化脓性乳腺炎和乳房脓肿等类型。

乳汁淤积引起的乳腺炎

聂娇大姐讲故事

有一天深夜，我正在睡梦中，突然被一阵急促的手机铃声惊醒。电话那头传来焦急的声音："聂大姐，我媳妇积着奶了，乳房很硬，孩子却吮不动奶，现在已经开始发烧了，您快帮忙看看吧。"这是我客户的朋友，宝宝才出生10天。我立马穿衣下床，骑上电动车赶到他家。

　　我看到产妇躺在床上，脸颊发红，额头烫手，左侧乳房发红，用手一摸有硬块。我又仔细地观察了她的乳头，没有裂口，没有细菌侵入的迹象。一量体温38.5℃。我说："现在必须马上热敷按摩，把奶推出来就能慢慢退烧了，不然发起烧来就得到医院打吊瓶了。"我让他们用蒲公英和丝瓜络煮水放凉到50℃左右不烫手的时候，给乳房热敷。

　　热敷完以后，我开始给产妇推奶，先把乳窦处疏通，然后用手感知每一条乳腺管，从乳房根部向乳头部位按摩，找到硬块的部位，稍微多用点力，一点点把淤积的乳汁挤出来。两侧乳房大概总共按摩了10分钟，硬块慢慢变小，两侧乳房就都疏通了。过了一会儿，再量量体温，已经开始退烧了。我长舒了一口气，终于及时帮产妇解决了难题。如果当天晚上不及时处理，肯定会发高烧，必须到医院打针消炎，严重的甚至得做手术，宝宝就没法吃奶了。

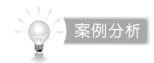

案例分析

　　这位产妇就是乳汁淤积引起的乳腺炎。

　　乳汁淤积也就是通常我们说的"积着奶"了，乳汁堵在乳腺管里吸不出来。因为乳汁内存在丰富的蛋白质、水分、糖分等，这些成分为细菌的繁殖提供了很好的培养基。婴儿吸吮过程中口腔内会有多种细菌，这些细菌传染给产妇乳头，就会引发乳腺疾病。但只要乳汁排出通畅，就不会导致疾病的发生，这和"流水不腐"是一个道理。但倘若因为乳多食少或怕痛拒哺等原因导致乳汁排出不畅，造成局部淤积，就特别容易产生乳腺炎。

　　造成乳汁淤积的原因有多种：

　　（1）乳头发育不好（过小或内陷）妨碍哺乳。孕妇产前未能及时矫正乳头内陷（乳头内陷的孕期纠正见"孕期乳房护理"篇），婴儿吃奶时吸出乳汁困难，妈妈还疼得龇牙咧嘴，因怕疼就拒绝哺乳，造成乳汁淤积。

（2）乳汁分泌过多或婴儿吸奶较少。宝宝来不及把奶吃空，多余乳汁保留在乳房内（如果乳汁过多，宝宝吃不完，就要用吸奶器吸出来），造成乳汁淤积。

（3）哺乳姿势不正确。宝宝没有含住乳头和大部分的乳晕，不能有效吸吮，造成乳汁排不出来。

（4）乳管不通。造成乳管不通的原因有多种，如穿带钢圈的胸衣、输乳孔特别细、输乳管特别窄等，有的是输乳管本身有炎症、肿瘤或外在压迫。

（5）产后抑郁、生气等原因导致肝气郁结，乳汁淤积。

急性单纯乳腺炎发病初期，主要是乳房胀痛、体温升高、压痛、乳房某一部位出现边界不清的硬结。哺乳时像针扎一样疼，乳房肿胀却吮不出奶水来。

这时，热敷推拿就能消除炎症。如果乳房肿胀初期没有及时处理，随后局部乳房变硬，肿块逐渐增大，此时可伴有寒战、高热、头痛、无力、脉快、大便干燥等明显的全身症状，另外腋下还会出现肿大，有触痛的淋巴结，白细胞会升高。

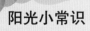

阳光小常识

中医看乳腺炎的成因

哺乳期出现的乳腺炎，中医称为"乳痈"。病理为乳汁郁积，内有肝郁胃热，或夹风热毒邪侵袭，引起乳络闭阻，气血瘀滞，从而腐肉脓而终成乳痈。初产妇乳络不畅，或回乳不当，或乳头破损后，惧怕疼痛不愿哺乳，均会妨碍乳汁排出，引起乳汁淤积，宿乳蓄积，化热酿脓，而成乳痈。

一般来讲,急性乳腺炎病程较短,治疗及时得当,两三天就好了,但如果治疗不当,也会使病程延长,甚至可能并发化脓性感染。不同时期的乳腺炎有不同症状,要学会自我初步诊断,以便对症下药。

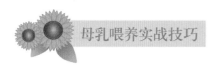

母乳喂养实战技巧

根据多年的工作经验,我们认为乳腺炎重在早预防、早治疗。最好在产后前三天提前疏通乳腺,以减少发病概率。在乳腺炎发病初期及时治疗,可避免病情进一步恶化。在多年工作经验基础上,我和"阳光大姐"的首席金牌月嫂们,总结出了以下几种快捷有效治疗初期乳腺炎的方法:

1. 蒲公英热敷法+按摩治疗乳腺炎

买三元钱的蒲公英和两元钱的丝瓜络,把蒲公英用布袋装好后放入不锈钢盆中,加入1000毫升水放置火上烧开,煮15分钟后放至水温50℃左右时,开始为产妇热敷(注意:把手先放到盆中试试水温,千万别烫伤产妇的乳房)。水凉后,可再放火上加热,反复热敷30分钟后,一只手用热蒲公英袋子托住乳房,另一只手放在乳房的上方,以顺时针方向按摩。如果乳房胀痛或者乳房上有肿块时,手法可以重一些。在做按摩的同时,可稍用力挤压乳房,把乳汁从乳头挤出来,一天反复几次后,乳腺管就通畅了。这时配合着把丝瓜络煮水当茶饮效果会更好。

2. 蛋清加盐+按摩治疗乳腺炎

用刚从冰箱里拿出来的鸡蛋,取蛋清加一小勺盐,调匀搅碎,用一个大口的饮料瓶,把鸡蛋清吸到里面,然后倒在乳房上,用消毒棉球一圈圈地抹,基本上一侧乳房将一个鸡蛋清抹完,这一侧乳房就消炎去热了。如果产妇发烧,也可以同时用湿巾蘸蛋清敷在额头上,能帮助退烧。

3. 敷仙人掌+按摩治疗乳腺炎

仙人掌去刺去皮,留下中间的仙人掌肉,捣成泥,用纱布包起,敷在乳房硬块或痛处，可达到消炎止痛的效果。

4. 敷芦荟+按摩治疗乳腺炎

鲜芦荟去皮，捣成泥，放少许盐，敷在乳房硬块或痛处，可有效消炎止痛。为预防乳腺炎，可以从产后第一天开始，就给产妇用芦荟胶涂抹乳房，同时做按摩，一般到产后第三天，乳汁都很通畅。

5. 熏蒸法+按摩治疗乳腺炎

用塑料桶盛水，加盐，放入三根葱，水温在50℃～60℃左右，摸着有烫手的感觉，用毛巾一边一块盖在水桶上，将两个乳房放在两条毛巾空里，用热气熏蒸，熏蒸之后，乳汁会自然流出。之后，将还没有通开的乳腺，借助外力把奶推出来。

在以上方法中，蒲公英、仙人掌、芦荟、蛋清都有消炎去热的功效，用这些煮水热敷以后，再进行按摩推奶，对治疗初期乳腺炎有奇效。按摩的手法也有多种，推奶的时候，要掌握先疏通乳窦这个开关，再沿每条乳腺的走向，由乳房根部向乳头方向按摩，逐渐从乳头挤出淤积的奶水。

细菌侵入引起的乳腺炎

聂娇大姐讲故事

我做月嫂的这些年，经常碰上急事。有一天，一位催乳师给我打电话，说："聂老师，你赶紧来吧，有个产妇积奶了，我弄一上午了也没推出奶来。"

我抓紧赶过去，进门一看，产妇两个乳房通红。我问："你怎么给人家弄的？"催乳师说："我就是按照你说的办法热敷了，也按摩了，可就是推出不奶来。真把我急死了"

我先仔细检查乳房，看看哪里发红，边用手摸边询问，摸到硬块的地方，我问："疼吗？"产妇说疼。我发现双侧都堵了，左侧乳房硬块在外侧，右侧乳房硬块在内侧。测量体温，38.5℃，开始发烧了，说明已经有炎症。我用拇指、食指捏起乳头，仔细观察，发现乳头上有一个小白点。顿时明白了，细菌就是通过这个点侵入乳腺管，引起炎症的。我对产妇说："你家宝宝有鹅口疮吧？"产妇惊讶得张大了嘴："你怎么知道？我孩子三个月了，确实有点鹅口疮。"我说："如果是喂奶姿势不正确引起的乳腺炎，不会等到孩子三个月了才发作。孩子有鹅口疮，口腔中的白色念珠菌，通过乳头侵入了乳腺管，才造成了乳腺炎。"我跟催乳师说："你为什么推不出奶来呀？就是因为有乳头上的小白泡堵着，造成乳腺管不通，得把小白泡挑破，后面的乳腺管才能通畅。不一样的乳腺炎，治疗起来也不一样啊，以后推奶之前可要先找准病因。"

我说："你家有没有酒精，有没有针？"产妇刚好是护士，酒精这些东西家里都有。我把针用打火机烧了一遍，再用酒精彻底消好毒，对产妇说："你别害怕，我轻轻一挑，把小白泡挑开，奶才能推出来。"产妇信任地点点头。我先用针一下把小白泡挑开，然后开始推奶。

我先把乳窦附近的奶推出来，就像清理隧道一样，把隧道口的落石先清出来，里面的道路才能疏通。乳窦就是乳汁的开关，先把乳窦附近清理好，后面的奶才能顺利推出来。我顺着乳腺的走向，用手法一点点向乳头方向推奶，推到有硬块的地方产妇喊疼。我说："现在你要忍着点，你已经发烧了，如果不推开奶，体温很快会上升到39.5℃，那时候你得到医院打针吃药，还可能做手术。现在疼的时候也就只有四五下，你坚持一下。"推出来的奶用白色纸巾接着，开始挤出来的乳汁是黄色的，那是淤积在乳腺里的变质的奶，随着往外挤，硬疙瘩慢慢变小，到硬块很小的时候，产妇就一点也不疼了，这时候留在纸巾上的奶都是乳白色的新鲜乳汁了。两侧乳房我用了一刻钟就治好了，产妇很快就退了烧，高兴得不得了。

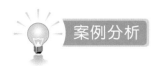

案例分析

这位产妇乳腺炎的原因就不是乳汁淤积引起的，而是细菌侵入引起的，所以单纯采用热敷推拿的办法是很难解决问题的。因此推奶以前一定要分清乳腺炎的原因，以对症下药，解除病痛。

造成乳房细菌侵入的原因有：

（1）乳头内陷时婴儿吸乳困难，易造成乳头周围的破损，这是细菌沿淋巴管入侵造成感染的主要途径。

（2）没有良好的哺乳习惯，婴儿经常含乳头睡觉，也可使婴儿口腔的细菌侵入蔓延至乳管。如婴儿患有鹅口疮，吸乳时细菌直接侵入乳腺管，上行到腺小叶而诱发炎症。致病菌常见的就是金黄色葡萄球菌。

细菌侵入引起的乳腺炎，典型症状是乳头破损、乳头有白泡，能明显发现细菌侵入点，乳窦发硬；乳房有胀痛，触摸有硬块，哺乳疼痛难忍，宝宝吸不出奶水，产妇还伴有发烧、寒战、身体发冷等症状。

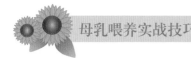

母乳喂养实战技巧

治疗细菌侵入引起的乳腺炎，关键是找到乳头细菌侵入点，用消毒过的针打开输乳孔以后，再进行热敷、按摩。

按摩的手法主要有以下几种：

1. 推抚法

患者取坐位或侧卧位，充分暴露胸部。先在患侧乳房上撒些滑石粉或涂上少许石蜡油，然后双手全掌由乳房四周沿乳腺管轻轻向乳头方向推抚50 ～ 100次。

2. 揉压法

以手掌上的小鱼际或大鱼际着力于患部，在红肿肿痛处施以手法，有硬块的地方反复揉压数次，直至肿块柔软为止。

3. 揉、捏、拿法

以右手五指着力，抓起患侧乳房部，施以揉捏手法，一抓一松，反复施术10～15次。左手轻轻将乳头揪动数次，以扩张乳头部的输乳管。

4. 振荡法

以右手小鱼际部着力，从乳房肿结处沿乳根向乳头方向作高速振荡推赶，反复3～5遍。局部出现微热感时，效果更佳。

乳房脓肿

聂娇大姐讲故事

产妇晓丽是名老师，平时爱说爱笑，也很坚强。

她的左侧乳房产后一直不太通畅，老积住奶。以前只是有大块疙瘩，没其他症状，宝宝饿了，吃吃就开了。晓丽得乳腺炎不是第一次了，前面几次通过自己的努力，都顺利解决了，但后来这次没能过关，才通过熟人找到我。

这次是接近乳晕的地方，疙瘩不大，但是周围皮肤发红，乳头很疼。我给晓丽整整排了一周的奶都没开，皮都搓破了，水肿得很厉害，却没发烧。医生诊断这次是因为乳头皲裂、细菌侵入造成的感染。晓丽本来是去医院排乳的，结果医生说化脓了，穿刺吧，用针管吸出来，然后输头孢三天才好。晓丽躺在手术床上，穿刺的时候，医生说太稠了抽不出来，拿刀片过来。晓丽就眼看着刀片划过乳房，那个疼啊……后来，又划了两次，补了次麻醉，脓才排出来。

晓丽一直是母乳喂养的支持者，但是现在乳腺开刀，就必须要回奶，不然很容易引发感染。手术第二天去换药，刀口里面有很多脓，还有一些变质的奶水。医生和护士说："你必须回奶了，不回奶很容易感染。"拿着医生开的回奶药的单子，平时乐观的晓丽却坐在输液室泪流满面。术后第六天，第五次换药，第六次输液。护士检查说创面是红色的，应该是没继续感染。晓丽的刀口比较小但比较深，塞纱条要塞到底才能防止合口过早而里面没长好。护士说怎么也得20多天才能痊愈，晓丽的情绪低落极了。

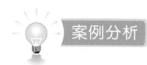

案例分析

细菌侵入引起的乳腺炎如治疗措施不得力，病情会进一步加重，形成脓肿。

乳房脓肿的症状主要有乳房搏动性疼痛，局部皮肤红肿、透亮。成脓时肿块中央变软，按之有波动感。若脓肿在乳房深部，可出现全乳房肿胀、疼痛、高热，但局部皮肤红肿及波动不明显，须经穿刺才能明确诊断。有时脓肿有数个，或先后不同时期形成，可穿破皮肤，或穿入乳管，使脓液从乳头溢出。破溃出脓后，脓液引流通畅，可脓消痛减而愈。若治疗不善，失时失当，脓肿就有可能穿破胸大肌筋膜前疏松结缔组织，形成乳房后脓肿或乳汁自创口处溢出而形成乳漏，严重的可发生脓毒败血症。

阳光小贴士

乳房脓肿也是由细菌侵入引起的，与单纯乳腺炎症状不同，不可简单用推奶的方法治疗，仅凭孩子吮奶也不容易见效。单纯乳腺炎乳房硬块是实性硬块，而一旦形成脓肿，肿块中央会变软，按之有波动感。

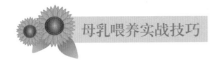

母乳喂养实战技巧

1. 乳房脓肿的预防和护理

（1）产后3天之内，不能喝下奶汤，此时乳腺管还不通畅，突然下奶太急，容易造成乳腺管堵塞。

（2）不要以为乳腺不通让孩子多吸吸，自然就通了。其实哺乳也要有限度，宝宝连续吃两三天感觉还是不好的话，就要及时就医。

（3）乳腺炎治疗关键在初期，如果病发初期没有得到合适的引导，处理失时失当，会酿成严重的后果，甚至抱憾终生。

（4）乳房脓肿的治疗方法是穿刺或者手术。脓水引流后，逐渐痊愈。

2. 预防乳腺炎的方法

治疗乳腺炎，关键在预防。把握早吸吮、早接触、早开奶，前期工作做好了，就不会胀奶。还要做到早热敷，早按摩，按摩的时候根据产妇的承受度，感知每一条乳腺。产后前三天，没下奶之前，一定要用手摸清楚哪里有增生、哪里有结节。通过这些年的经验，我们发现急性乳腺炎是完全可以预防的，下面是防治产后乳腺炎的13条良策：

（1）经常清洗乳头。每次喂奶前后，要用温开水洗净乳头、乳晕，保持皮肤干爽、干净。当乳头有汗水浸渍或脏东西时，要及时洗掉。

（2）乳房保持干净。哺乳前后对乳头、乳晕的清洁毋庸多言，同时乳房整体的清洁也很重要，应用干净的热毛巾擦拭。

（3）喂奶时间要有规律。一般1～2小时喂一次，应双侧乳房轮流喂，喂空一侧，再喂另一侧。

（4）注意排空乳房。每次喂奶尽量让宝宝吸空乳汁，如果未吸完，应轻轻按摩挤出，可防止局部乳汁瘀滞而引发炎症。

（5）喂奶姿势要正确。给宝宝喂奶的姿势，宜采取坐式或半坐式。（详见"喂奶姿势"）

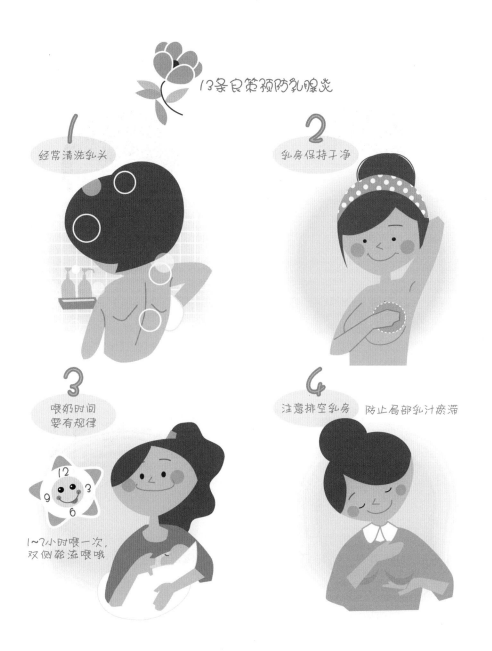

13条良策预防乳腺炎

1 经常清洗乳头

2 乳房保持干净

3 喂奶时间要有规律

1~2小时喂一次，双侧轮流喂哦

4 注意排空乳房 防止局部乳汁瘀滞

（6）伤口作恰当护理。当乳头有伤口时，可涂硼酸软膏保护。皲裂很深、疼痛厉害或一直不见好转时，应停止直接哺乳，改用吸奶器吸出乳汁喂给宝宝。要抓紧时间治疗，症状较轻时，最好戴乳头保护罩喂奶。喂奶结束后，用硼酸棉消毒乳头，再用消毒的纱布盖好。（详见"乳头皲

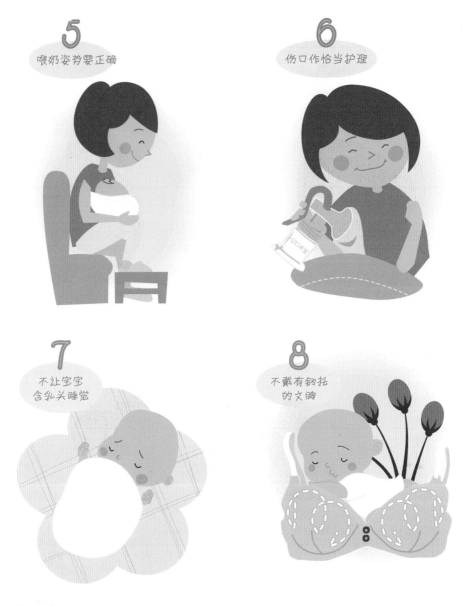

5 喂奶姿势要正确

6 伤口作恰当护理

7 不让宝宝含乳头睡觉

8 不戴有钢托的文胸

裂怎么办"）

（7）不让宝宝含乳头睡觉。宝宝含乳头睡觉，容易造成切咬乳头和用力吸吮，使乳头受伤而诱发感染。

（8）不戴有钢托的文胸。新妈咪的乳汁会时常不经意地流出来，加上因乳房充盈容易造成乳房下垂，新妈妈就需要戴文胸，但是不要带有钢托的文胸，最好用专门的哺乳文胸，以防有钢托的文胸挤压乳腺管造成局部乳汁淤积，引起急性乳腺炎。

（9）保证宝宝的吮吸方式正确。不要让宝宝只含到乳头而造成乳头皲裂，应将乳晕的大部分也一同含住。（详见"喂奶姿势"）

（10）从孕期开始护理乳头。怀孕4～5个月后，常用温皂水和干而软的毛巾擦洗乳头，以增强表皮的坚韧性，防止哺乳时破裂。（详见"孕期乳房护理"）

（11）采取中药预防。产后用橘核30克水煎服，一般2～3剂，可以预防乳汁淤积。

（12）做好断奶期护理。断奶前要逐步减少哺乳次数，并用麦芽、山

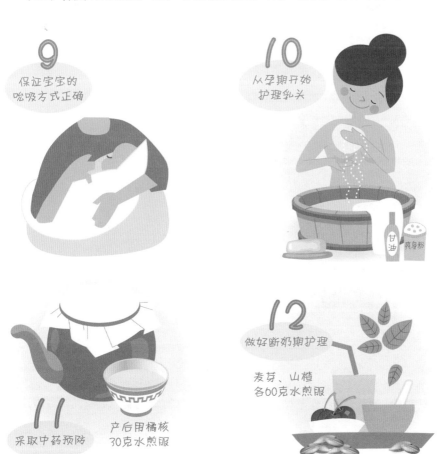

9 保证宝宝的吮吸方式正确

10 从孕期开始护理乳头

11 采取中药预防 产后用橘核30克水煎服

12 做好断奶期护理 麦芽、山楂各60克水煎服

楂各60克，或生枇杷叶15克煎汤代茶饮用；如果乳房结块胀痛，可用芒硝外敷，以促其消散。

（13）有问题及时就医。一旦发生乳汁淤积，应及时排空乳房，通过局部理疗进行疏通，再辅以手法挤奶，可迅速缓解乳胀，促使乳管通畅。自己挤奶有困难的新妈妈，应及早到医院就诊。

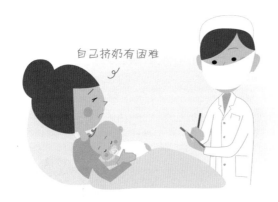

自己挤奶有困难

13
有问题及时就医

发生乳汁淤积，
及早到医院就诊哦

不得不说的乳腺癌

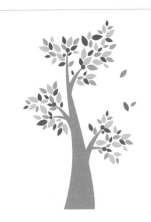

乳腺癌是女性最常见的恶性肿瘤之一，全世界每年约有120万妇女患乳腺癌，50万人死于乳腺癌。近年美国乳腺癌发病率约为129.9/10万，日本为48.16/10万，中国为17.09/10万，韩国为13.94/10万。如何有效地控制其发生和发展已成为当务之急。

专家认为，母乳喂养可以降低乳腺癌的风险。同时，我们还要警惕妊娠或哺乳期乳腺癌，做到早检查、早诊断、早治疗、定期复查，这样，战胜乳腺癌就不再是梦想。

妊娠或哺乳期乳腺癌

聂娇大姐讲故事

翠怀二胎不久就预订我为她服务。翠37岁，第一胎男孩5岁了。二胎孕28周时翠发现乳房有肿块，到医院经过穿刺检查，确诊患了乳腺癌。发现病情已经在孕晚期，大夫征求翠的意见，看是否马上终止妊娠或者引产进行放化疗。

生二胎一直是翠的愿望，何况孩子都7个月了，早已经有了胎动，当娘的真不舍得呀。翠就勇敢地要求生下孩子再治疗。大夫采纳了她的建议，要求密切观察。到孕35周的时候，肿瘤实在太大了，左侧乳房像紫茄子一样，翠实在坚持不了了，大夫说必须终止妊娠抓紧治疗。于是翠剖宫产产下一个男孩，当即做了乳房改良根治术，并清扫腋窝淋巴。

孩子很健康，翠高兴极了，只是手术后回奶，老二没能吃上母乳，些许有些遗憾。月子里，翠老觉得腰疼，妈妈说坐月子腰疼很正常，可是她觉得越来越疼，后来都疼得影响睡觉了。到医院进行了骨扫描，结果发现癌细胞骨转移，翠在化疗的同时进行骨转移治疗。

现在翠的病情很稳定，家里的老大也很懂事，看着老大抱着老二喂奶的画面，我也觉得非常温馨。

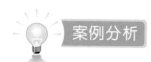

案例分析

翠属于妊娠或哺乳期乳腺癌。妊娠或哺乳期乳腺癌是指在妊娠及产后一年时间内发生的乳腺癌。因其发生于妇女妊娠或哺乳的乳房肥大期，加之女性激素分泌旺盛，因而具有进展快、预后差、误诊率高等特点。虽然妊娠期或哺乳期乳腺癌的发病率较低，约占全部乳腺癌的1%～8%，但也要引起警惕。

妊娠或哺乳期乳腺癌往往容易误诊，须注意鉴别。考虑到一般检查对胎儿的影响，普遍认为手术切除活检是妊娠或哺乳期乳腺癌患者首选的诊断方法。

乳腺癌的症状和其他一些乳腺疾病是有区别的。

区别于乳腺炎性包块：该病多发生于初产、哺乳的早期阶段，可伴有乳头皲裂或外伤。表现为全身不适及局部红肿热痛，抗感染治疗有效。针吸可见大量脓细胞或炎性细胞。

区别于积乳囊肿：多见于乳汁分泌不通畅者，乳腺表现为无痛性肿块，进展慢，肿瘤边界清、光滑，不伴有淋巴结肿大。针吸可见大量乳汁，针吸后肿物消失。

区别于乳腺良性肿瘤：可在妊娠前及妊娠早期发现，妊娠期肿瘤生长迅速。肿瘤表面光滑，边界清楚，不伴有腋淋巴结肿大。针吸细胞学检查可明确诊断。

妊娠期乳腺癌治疗方法的选择应考虑肿瘤临床分期及妊娠的不同时期。

如果孕早期发现乳腺癌，病情较轻只需要手术不需要放化疗的，可以不中断妊娠；如果做保乳手术的一般需要放疗，对胎儿有影响，应该终止妊娠。

如果孕中晚期发现乳腺癌，可以终止妊娠直接进行乳房手术并辅以放化疗治疗，也可以根据病情发展待孩子出生后进行乳房手术并辅以放化疗。

乳腺癌的高危因素

聂娇大姐讲故事

蓝是我的好朋友，34岁，有一个4岁的女儿，在机关办公室工作。蓝自小好学上进，一向助人为乐，遇到事儿的时候总是先人后己，周围人都觉得她性格好，是个好人。她工作特别认真，经常熬夜加班加点，有时候写材料一坐五六个小时，连水都忘喝了，遇到材料要求急的时候，她就通宵加班。蓝总觉得自己年轻，累了睡一觉就好了，对于乳腺更是从没检查过。

2010年6月，蓝生下女儿。孩子哺乳期的时候，要强的她也经常加班加点，凌晨以后才睡，而孩子吃奶又被弄醒，总睡不好觉。蓝的乳汁特别浓稠，孩子养得胖胖的，可是却经常发生堵奶，一般用蒲公英熏洗，孩子吃吃就差不多吃开了，从未找专业人员推乳。断奶的时候，和孩子分开一个星期，加上喝回奶茶，硬生生地把奶憋回去了。

2011年10月断奶以后，蓝老觉得右侧乳房有硬块，以为就是个简单的增生，也没在意。直到2014年9月份，她因尾骨骨折到医院拍片，才顺便做了一个乳房钼靶。做钼靶的时候，仪器一夹右侧乳房，就挤出黄褐色的浆液，医生怀疑是乳腺癌，之后穿刺得到确诊。

后来，蓝在医院做了乳房改良根治术保留乳房皮肤和乳头、乳晕，同时放入扩张器，后续进行了化疗和放疗，病情基本稳定。

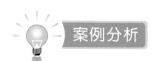 案例分析

生病以后蓝一直在考虑"我为什么会得乳腺癌"？她的同事、朋友们也不相信像蓝这种性格开朗、先人后己的好人怎么会得癌症。

分析蓝得病的原因，在身体因素方面，一是长期熬夜晚睡，身体自身的调节机制和防御机制受到破坏，免疫系统发现和清除恶变细胞的能力下降；二是哺乳期数次得乳腺炎没有彻底治愈，断奶后也没有疏通乳腺；三是她从来不做乳腺检查，对自己的身体健康缺少关注。这些因素都与得乳腺癌有关系。

心理因素方面，原来以为只有性格内向、抑郁的人才容易得癌症，其实经过医生研究观察才知道蓝这样的性格是典型的"癌症性格"。20世纪70年代，英国伦敦皇家医学院的医生格莱对心理致癌因素进行了深入的研究，最后总结出癌症患者的性格特点：

（1）缺乏自我意识，别人希望他干什么，他就干什么，他没有明确自己内心深处真正想干什么。

（2）与人相处时经常牺牲自己的利益，即使有人对他做了不可原谅的事，他也会谅解对方。

（3）他很少表达愤怒情绪，因为愤怒、焦虑等负性情绪会损害人际关系，他一旦体验到这些情绪时，就尽量把它藏在内心深处，甚至否定它的存在。可以说蓝得病与她长期隐忍、委曲求全不无关系。

那么导致乳腺癌的高危因素有哪些呢？

（1）初潮前，罕见有发生乳腺癌症的，但是近年来随着人们生活的不断提高以及各类营养品的大量摄入，在20岁之前也有所发生。

初潮年龄越小，绝经年龄越大，发病的危险也就越大。经期长于35~40年，为公认的危险时期。

（2）哺乳史：哺乳可降低乳腺癌发生的危险性，并且产后未哺乳者比哺乳者乳腺癌的发生几率大大增加，第一胎后即开始母乳哺喂，并且长达2~3年者，乳腺癌的危险会大幅度下降。

（3）激素水平：长期口服避孕药的、涂丰乳霜、丰臀霜者，因为这些药物内都含有雌激素，乳腺癌的发生又与身体内雌激素水平高低有密

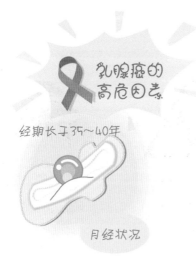

经期长于35~40年

月经状况

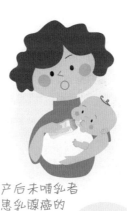

产后未哺乳者
患乳腺癌的
危险增加

哺乳史

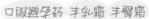

口服避孕药 丰乳霜 丰臀霜

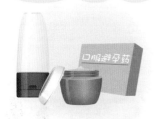

外源性激素的补充
也可能增加
乳腺癌发病风险

激素水平

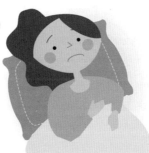

乳腺的不典型
增生可能会
发展为乳腺癌

乳腺疾病史

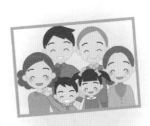

遗传和家族史

切的关系，所以长期口服雌激素类药物也是诱发乳腺癌的病因。

（4）乳腺疾病史：育龄妇女有乳腺增生者占到80%左右，乳腺的不典型增生有可能发展为乳腺癌。

（5）遗传和家族史：乳腺癌的遗传性在家族中表现得特别突出，祖母、妈妈有乳腺癌症的，作为女儿或孙女的一定要定期检查乳腺，发现异常及时处理。

（6）饮食：高脂肪、高蛋白、高热量饮食会增加乳腺癌发生的危险性。

（7）环境因素：电离辐射、低剂量诊断用射线、主动或被动吸烟等都会导致乳腺癌。

（8）其他因素：精神刺激、心理障碍，特别是抑郁、肥胖、病毒感染、药物、糖尿病等。

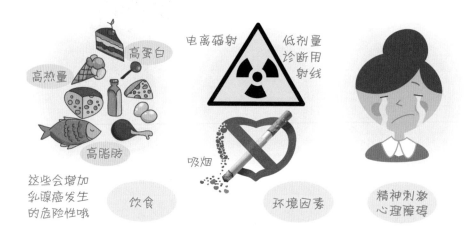

　　母乳喂养时产生的泌乳激素和催产素能够有效地抑制和清除体内受损害的基因细胞，能够在一定程度上减轻乳腺增生，甚至使之消失。因此，母乳喂养可以降低乳腺癌的风险，对母亲是一个很好的保护。

乳腺疾病是很让女性头疼的疾病，不仅身体上觉得很不舒服，时间长了也会对心理造成一定创伤，还有不少女性在哺乳期得了乳腺疾病，像乳头皲裂、乳腺炎或者是乳腺增生等。

1. 乳头皲裂的防治

（1）孕期经常用干燥柔软的小毛巾轻轻擦拭乳头，以增加乳头表皮的坚韧性，避免吸吮时发生破损。乳头下陷或扁平会大大影响哺乳，应该积极纠正。

（2）养成良好的喂奶习惯，每天定时哺乳，每次哺乳时间不宜过长，15 ~ 20分钟即可。

（3）每次喂奶前后都要用温开水洗净乳头、乳晕，包括乳头上的硬痂，保持乳头干燥、清洁，防止乳头及乳晕皮肤发生裂口。

（4）喂奶时先吸吮健侧乳房，如果两侧乳房都有皲裂，先吸吮较轻一侧，一定要注意让宝宝含住乳头及大部分乳晕，并经常变换喂奶姿势，以减轻用力吸吮时对乳头的刺激。

（5）每次哺乳后挤出一点奶水涂抹在乳头及乳晕上，促进乳头破损的修复。

2. 乳腺炎的防治

乳腺炎系乳房内结缔组织的炎症，并非是乳腺管的炎症，经常由哺乳期乳头皲裂、乳汁过度充盈、乳管阻塞而引起。当乳汁排出不畅、外界细菌进入的情况下，细菌很容易在里面繁衍生息，形成乳腺脓肿，因此只要解除诱因、对症处理即可好转。另外，婴儿的吸吮还可使阻塞的乳管疏通，若中断哺乳会延缓疗程或导致并发症发生。如果36小时内症状不缓解或继续加重，应到医院就诊。

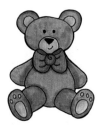

05

「班妈」的母乳喂养绝招

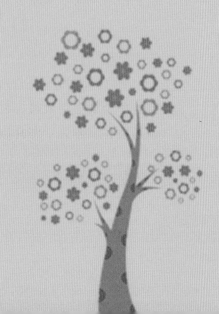

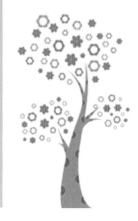

写给"班妈"的话

亲爱的"班妈"：

　　几个月的产假很快就结束了，你跟宝宝好不容易建立的按需哺乳、母婴平衡关系将被打破，上班和坚持母乳喂养似乎成了不可调和的矛盾。但是，只要坚定信心、方法正确，上班坚持母乳喂养照样可以做得到。

　　上班前，你要准备一些物品，从吸奶装备到储奶工具，从哺乳衣物到防溢物品，都要考虑周全。你和宝宝都要适应短暂的母婴分离。我通常建议妈妈们上班前的一个月，就开始备奶，每天减少一顿喂宝宝的次数，用电动吸奶器吸出母乳冷冻起来，冷冻的母乳能保存3～6个月。宝宝要提前适应其他人照顾，要培养用奶瓶，这可是个需要耐心、技巧和毅力的活儿，妈妈和照料人要互相配合，既不能强求宝宝，也不要一味迁就。

　　上班以后，作为职场妈妈的你就要带上保温袋、冰袋、奶瓶等装备，奶胀时挤出来，下班后再把母乳背回家喂宝宝，你将成为标准的"背奶一族"。背奶回家的路上你会想，你这背的哪里是奶啊，明明是对宝宝的爱和牵挂呀。

　　挤奶、存奶和用奶都有技巧，可不能把辛苦背回的奶放变质了；溶解冰冻的奶也有技巧，微波炉简单转转是不行的，你还要让宝宝适应添加奶粉的新情况。下面我们一起来学学班妈的母乳喂养技巧吧。

你的母婴护理朋友　聂娇

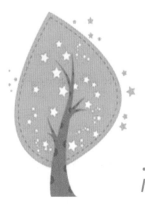

准备上班啦

经过5个月的纯母乳喂养，你可能已经很适应、很享受这种当"母牛"的日子。每次把宝宝拥在怀里，你俩似乎就长在一起了，你时刻都想用乳汁把母爱源源不断地传递给他。可是，产假5个月了，上班的日子到了，你怎么舍得自己的宝宝呢？

宝宝白天看不到你哭闹怎么办呢？你的奶胀了怎么办？为了能够顺利上班，我们得为上班提前做些准备了。

聂娇大姐讲故事

产妇娟娟是公司白领，工作节奏很快。宝宝马上就要出生的时候，要强的娟娟还在公司加班加点呢。

从娟娟的孩子出生，我就为她服务，到孩子满5个月的时候，娟娟要上班了。她一方面很珍惜自己的工作，想快马加鞭弥补产假落下的工作；另一方面她更担心自己的宝宝：天天和宝宝"长"在一起的日子就要结束了，一直纯母乳喂养的宝宝能适应吗？娟娟的奶3个小时不吃就胀得难受，单位离家远，一上班就是一整天，这怎么受得了呢！

我告诉娟娟，她上班前必须准备一些物品。

吸奶器是需要随身携带的。娟娟先是用手动吸奶器，之后因为挤奶手很累，得了腱鞘炎，就改用电动吸奶器了。在班上，娟娟有时候一想宝宝，奶就溢出来，特别是夏天在办公室或公共场合衣服湿了一片，很是尴尬。所以防溢物品也要准备好。

　　怎么储奶呢？把珍贵的母乳储存好是很重要的，这样下班后才能给宝宝吃。我让她把白天挤出来的奶，注明时间，用储奶袋密封好放在公司的冰箱里，公司没有冰箱的话就用自制冷藏箱。下班回家的路上，把储奶袋放在自制的冷藏箱里，或者在储奶袋周围放三个加水冰冻了的塑料瓶。这样到家冰还没怎么融化，奶也冰冰的，放在冰箱里，留着给宝宝第二天吃。

　　就这样，娟娟的宝宝吃母乳到一岁半，小家伙很健康。从来没打过吊瓶，偶尔发烧用物理方法降降温就好了。

母乳喂养实战技巧

妈妈上班前建议准备如下物品：

1. 吸奶工具

吸奶器。现在市面上的吸奶器很多，都是尽量模仿宝宝吃奶的感觉，当然模仿得越像越好。用手动吸奶器挤奶容易手累，甚至得腱鞘炎，建议妈妈们用电动吸奶器。其实吸奶器最好在孩子出生前就准备好，因为产妇刚下奶，如果胀奶或乳头发育不好宝宝无法吸奶，就需要先用电动吸奶器把初乳挤出来，喂给宝宝吃。

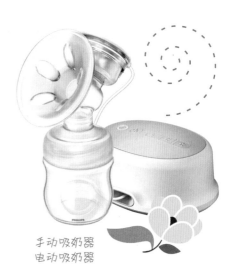

手动吸奶器
电动吸奶器

2. 防溢乳物品

防溢乳垫。上班以后，可能你正在开会，家里的宝宝饿了哭了，你的奶也充盈了，在公共场合突然溢奶，浸湿衣服，就很尴尬了。所以要准备防溢乳垫，一片能吸收30毫升的奶量，还能保持乳头干燥，但是每两小时必须更换一次，以防止细菌繁殖。尽量避免使用有塑料衬里的乳垫，这种乳垫虽然看上去能更好地保护衣服，但会保留湿气，导致乳头疼痛，并容易滋生细菌。

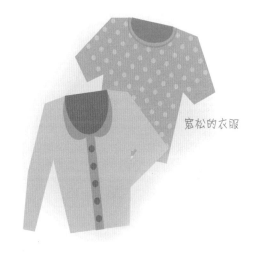
防溢乳垫

3. 哺乳衣物

（1）合适的胸罩。你可能也买过一些哺乳胸罩，但是随着哺乳期来临，胸罩也要适当调整。选择哺乳胸罩时，应合身舒服，过紧的胸罩容易造成乳管阻塞，在有肩带和钢圈的部位堵住奶流，发生乳腺炎等疾病。罩杯应用透气布料制成的，最好是100%纯棉面料。胸罩副翼应便于单手解开，否则在公共场合喂奶自己很难重新系好搭扣。建议妈妈们准备三件胸罩，一件在身上，一件在家晾着，一件还要放在手提包或办公室里备用。

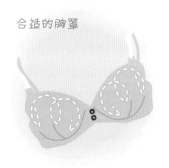
合适的胸罩

（2）宽松的衣服。上班或外出时多准备件衣服是不错的选择，因为乳汁不一定什么时候就会弄湿衣服。选择宽松、舒适、简单易脱、棉质的衣服，自己舒适也便于外出喂奶。妈妈们可以选择宽松的夹克衫、开襟上衣、肥大的T恤衫，还可以准备一条婴儿背巾，宝宝可以在背巾的掩护下吃奶，既私密又安全。

宽松的衣服

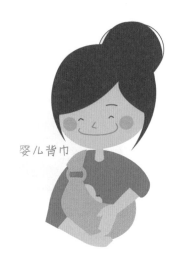

婴儿背巾

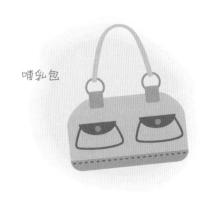

哺乳包

（3）哺乳包。吸奶器、防溢乳垫、备用衣服、奶瓶等这么一大堆东西需要有个专门的大包来存放。哺乳包最好有防水层，可以放溢湿的乳垫、宝宝外出尿湿的尿布等。

4.储奶工具

（1）奶瓶。330毫升的奶瓶一个，用来储奶，将奶嘴改成密封盖，比其他杯子好用。

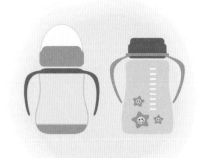

奶瓶

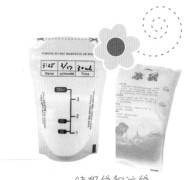

储奶袋和冰袋

（2）储奶袋和冰袋。带刻度的储奶袋和四个冰袋，用于在班上储存母乳。白天挤出来的奶，写上挤奶的时间，用储奶袋密封好放在单位的冰箱里，单位若没有冰箱就用购买的冷藏箱或自制的冷藏箱，在储奶袋周围放上冰袋以保持奶水新鲜。

5. 冷藏工具

（1）便携冷藏箱。一般单位离家都比较远，车程需要一段时间，便携冷藏箱就必不可少了。下班回家的路上，把储奶袋放在冷藏箱里，就不用担心母乳在路上变质了。

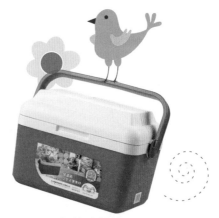

便携冷藏箱

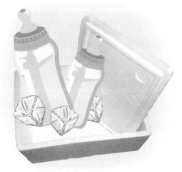

自制冷藏箱

（2）自制冷藏箱。用泡沫盒子，比如小的存草莓的泡沫盒，加上碎冰，可以保持母乳恒温。也可以在储奶袋周围放几个加水冰冻了的塑料瓶，这样到家冰还没怎么融化，奶也冰冰的，放在冰箱里，留给宝宝第二天吃。

适应母婴暂时分离

妈妈休完产假该上班了。宝宝离开妈妈需要学会用奶瓶，学会接受其他人喂养，妈妈离开宝宝需要学习挤奶存奶的技巧。

总之，宝宝和妈妈都要适应暂时分开的新情况。

宝宝的适应训练

聂娇大姐讲故事

咱接着上一个例子说，娟娟产假5个月就要结束了，在上班前的一个月，我有意识地培养宝宝用奶瓶吃奶。

第一天，从早上8点到下午4点，我们坚持不让娟娟给宝宝吃母乳。孩子饿得哇哇大哭，哭累了就睡了。睡着之后我给他冲上150毫升的奶粉，趁他迷迷瞪瞪的时候全喝了。宝宝睡醒了要奶吃，又开始哭，可他就是不吃奶粉。在这期间，小家伙开始一见到奶瓶就哇哇哭。我还试着用勺子喂，可小家伙可"坏"啦，只要是奶粉，吃一勺就全给吐出来。在我看护过的宝宝中，有的压根不肯吸奶嘴，有的把奶嘴吐出来，有的奶嘴含在口中却不吸吮，有的甚至"罢奶"、拒食。这些都说明，培养宝宝用奶瓶可是个需要耐心、毅力的活儿。结果一直到下午4点，宝宝实在是饿得受不了了，一边哭一边用眼睛找寻妈妈是不是来到身边。

说实在的，我也特别心疼孩子，但没办法。我坚持没让妈妈出现在孩子的视线内，宝宝一看只有我自己，并且看到的是我手中拿的奶瓶，无奈之下吃了30毫升，一会儿又迷迷糊糊地睡着了，我赶紧又冲了150毫升的奶粉，宝宝又全部吃掉了。

可是第二天没有妈妈喂奶，宝宝还是哭，到了下午3点时喝了60毫升奶粉。到了第三天，中午12点就喝奶粉了，下午3点多，又喝了一点。以后的几天一天比一天好。经过大约半个月的"拉锯战"，宝宝终于认奶瓶了。等娟娟开始上班，我给宝宝白天喝娟娟放在家里冰箱里的奶，晚上娟娟亲自喂，宝宝一切正常，没有拉肚子，生长得也很健康。

 母婴护理实战经验

1. 培养宝宝用奶瓶

最好在妈妈上班前一个月就提前训练宝宝用奶瓶。

因为宝宝已经习惯了母乳的口味，一般纯母乳喂养的宝宝一开始都不接受奶瓶。对于拒绝奶瓶的宝宝，开始喂配方奶时可以先用小勺、小杯子，以后再改用奶瓶，让宝宝逐步接触并习惯配方奶的味道。可选在宝宝将睡未睡着、将醒没全醒，迷迷糊糊而胃内已排空的时间来喂，这样易于被宝宝接受。开始宝宝吃不到母乳会大哭，大人不要太心疼孩子，他不像大人想象得那么脆弱。

母乳变成奶瓶，孩子不是不会喝，而是不愿喝，所以必须提前培养。

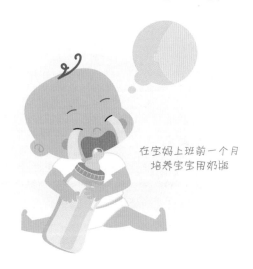

在宝妈上班前一个月培养宝宝用奶瓶

2.训练宝宝接受其他人喂养

先将母乳挤出保存在奶瓶里，到宝宝正常进食时，由奶奶或是宝宝熟悉的其他人给他喂奶。开始时，宝宝会因为不习惯而产生不快乐或恐慌情绪。这时候喂奶人可以用亲切的语言与他交流，跟宝宝说：妈妈要上班啦，以后奶奶（或者阿姨）喂你好不好呀，妈妈很快就回来啦。小月份的宝宝比较容易接受新的事物，因此只要有足够的耐心，一般是可以以此取代妈妈的喂养的。

有一些宝宝十分依赖妈妈，并且不容易妥协。这时，要注意改变姿势，提醒宝宝进食方式有变化。妈妈可以将宝宝放在大腿上，让宝宝的头朝外，用奶瓶给他喂食。在宝宝进食的时候，爸爸或家庭的其他成员可以在一旁与宝宝交流，趁宝宝情绪愉悦的

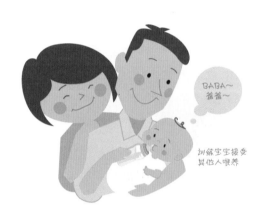

训练宝宝接受其他人喂养

时候换人，让他渐渐习惯新的进食方式，接着在他情绪稳定的时候多用奶瓶给他喂食。这样，宝宝在白天可以接受奶瓶进食的方式，妈妈就可以放心地回到工作岗位了。

阳光
小贴士

培养宝宝用奶瓶的技巧

1. 挑选仿真的硅胶奶嘴，不妨多准备几个，最好选择最接近母亲乳头颜色的奶嘴。

2. 可以把母乳挤在奶瓶里试着让宝宝喝。

3. 用奶瓶喂水或奶粉时，适当地添加一些葡萄糖，以增加甜味，勾起宝宝吸吮的欲望。

阳光 小贴士　　　**不要过早用奶瓶给宝宝喂奶**

在宝宝出生后前三周里，最好避免用奶瓶给宝宝喂奶，不然有些宝宝会产生乳头混淆。有的宝宝在乳房和奶瓶之间能游刃有余；还有的宝宝很快知道用奶瓶吃奶更省力，所以不愿意再吃妈妈的奶。

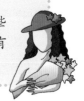

妈妈如何在班上挤奶

聂娇大姐讲故事

娟娟5个月的产假就要结束了。重新踏入职场的她如何在班上挤奶呢？

我让娟娟在上班前的一个月，也就是宝宝4个月的时候就提前备奶。备奶的方法是：每天用一顿辅食代替一顿母乳，把母乳用吸奶器吸出来，放到专门的储奶袋里，写上挤奶的时间和奶量，平放着储存在冷冻室里。不用担心母乳会变质，因为在冷冻室里母乳可以存放3～6个月。等妈妈上班以后，宝宝就可以慢慢享用妈妈提前准备好的母乳了。

上班以后，娟娟每天白天把奶挤出来，放在公司冷藏室里，下班带回家后放在冰箱冷藏室里，宝宝饿的时候家人可以帮着喂。晚上娟娟就纯母乳喂养，让离别的宝宝感受到妈妈的温暖。在家的时候早晚各挤一次奶，写好挤奶时间冷藏起来。但是晚上睡觉前的那一顿，最好是母乳喂，因为母乳喂养方便，孩子也睡得安稳。

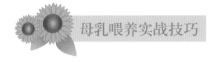
母乳喂养实战技巧

1. 提前备奶

一般上班前一个月开始备奶。每天用一顿辅食代替一顿母乳，把母乳用吸奶器吸出来，放到专门的储奶袋里，写上挤奶的时间和奶量，平放着储存在冷冻室里。一般在冷冻室里母乳可以存放3～6个月。上班以后，宝宝就可以享用妈妈提前备好的母乳了。

2. 如何在班上挤母乳

（1）选择适合挤奶的地点。最好选择安静、卫生、有洗手盆的地点挤奶，妈妈能够放松心情，也不担心母乳被污染。单位有专门哺乳室最好，如果没有，相对封闭的办公室、会议室、储藏室或闲置房间也可以。

（2）洗手、清洗乳房。即便是将母乳挤到奶瓶中，也应该养成洗手、清洗乳房的好习惯，因为这是抑制细菌滋生、防止母乳污染的第一步

（3）去除2～3毫升奶水。很多妈妈"惜奶如金"，每一滴奶都舍不得丢弃。其实这是一个误区，建议刚开始在挤奶时去除2～3毫升的奶，这样有助于将少量有可能变酸的前奶挤出，顺便清洗乳房。

（4）穿哺乳文胸和宽松衣服。穿哺乳文胸能方便打开和扣上扣子或拉上拉链，尽量避免前面全打开的文胸，以免尴尬。有时挤奶会喷湿衣服，所以要备好备用衣服，顺便更换防溢乳垫。

（5）容器先用冰水降温两分钟，再将奶水挤到储奶器后密封。这个步骤是许多妈妈忽视的，这样能够帮助母乳更好地保存。

（6）冷冻室储存。在容器上贴上标签，并且在上面写上挤奶的日期与时间。这样就能够清楚地记录时间，在规定的储存时间之内，让宝宝喝到新鲜的母乳。接下来将容器放到冷冻室内储存。

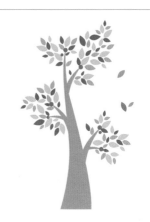

存奶用奶有技巧

下面我们来具体看看母乳在储存期内的储存和使用方法。

聂娇大姐讲故事

翘翘5个月大的时候妈妈上班了，由奶奶照顾。

临上班时，翘翘妈妈和宝宝难舍难分。孩子奶奶安慰她说："谁没带过孩子啊，放心吧！"

临走时，翘翘妈妈又喂了一顿母乳。翘翘很乖，吃饱就睡了。等饿醒了，奶奶匆忙去冰箱里拿出翘翘妈妈提前备下的冷冻母乳，放在微波炉里转了转，就热了。奶奶心想，都这么大孩子了，吃这一小包奶怎么够呀，还是添点奶粉吧。于是，奶奶在母乳里加了两大勺奶粉，喂给翘翘喝。

很明显，奶粉肯定是加多了，翘翘没吃完，剩下1/3奶瓶。奶奶想，母乳贵如金啊。就自作主张，下次喂奶又把剩下的母乳热热给翘翘喝了。

第二天，翘翘出现了消化不良的症状，还伴有肚子疼和哭泣的现象。

这是怎么回事呢？

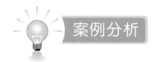

案例分析

翘翘奶奶加热母乳和添加奶粉的方式都有问题。

宝宝想要喝奶，可不是用热水烫一下那么简单。用热水烫，或者用微波炉加热虽然省时省力，但是都会破坏奶水中的营养因子，我们不建议用这两种方法。最好的加热方式应该是从冷冻室转到冷藏室来融化奶水，等奶水完全融化后，再放到冰箱外进行常温升温，等到温度升到常温后，再用温水来进行升温加热。这样的渐变加热方式能够保存母乳中的营养。

混合喂养的时候，不能在母乳中加入奶粉给宝宝吃；而应该先喂完储藏的母乳，如果不够，再喂配方奶。

加热过的母乳，不能进行第二次加热。宝宝吃不了的，就不能再次给宝宝吃了。所以，冷冻母乳最好分成小份，一袋正好是宝宝一次吃的量。

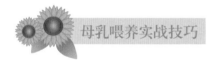

母乳喂养实战技巧

1. 母乳储存期

母乳保存的期限，国际母乳协会根据多年的研究成果，列出以下时间表。

（1）室温母乳保存期。初乳（产后6天之内挤出的奶）：27℃~32℃室温内可保存12个小时。建议生产结束、母婴平稳后尽快开始母乳喂养，如因为某些特殊原因不能马上吸吮，妈妈一定尽快用电动吸奶器吸出初乳。母乳在室温条件下保存4个小时没有问题，在冰箱冷藏室内可保存12小时，在冷冻室内可以保存3~6个月，吸出来的母乳应保存在专门的母乳储存袋里。

室温母乳保存时间

母乳类别	储存室温	储存时间
初乳 （产后6天内挤出的奶）	27℃～32℃	12小时
成熟母乳 （产后6天后挤出的奶）	15℃	24小时
	19℃～22℃	10小时
	25℃	6小时

（2）冰箱母乳保存时间。

冷藏室保存：0℃～ 4℃冷藏可保存8天。

冷冻保存：母乳冷冻保存时间与冷冻箱的具体情况有关，如果冰箱冷藏室里带有小冷冻盒，保存期为2周；如果是和冷藏室分开的冷冻室，需经常开关门拿取物品，保存期为3 ～ 4个月；如果是深度冷冻室，温度保持在0℃以下，并且不经常开门，保存期可长达6个月以上。

冰箱母乳保存时间

储存地点		储存温度	储存时间
冷藏室		0℃～4℃	8天
冷冻室	冷藏室自带冷冻盒	不定	2周
	独立冷冻室	不定，经常开门	3～4个月
	深度冷冻室	0℃以下，不经常开门	6个月以上

2.怎样添加奶粉

如果储存的母乳不够吃的话，就得给孩子添加奶粉了。添加奶粉也有技巧。给孩子添加奶粉，开始不要买得太多，因为宝宝吃了不合适的奶粉会拉肚子。一种奶粉先少买一点，看宝宝的适应情况，要是宝宝不排斥，再继续买。可以从孩子是否呕吐、长湿疹或者大便情况，来观察宝宝的适应情况。

奶粉容易消化不良，宝宝大便有奶瓣，这也是正常现象。可以根据宝宝适应情况，逐渐调整喂宝宝的奶粉量。比如，喂100毫升母乳加100毫升奶粉，宝宝消化很好的话，以后就按这个比例喂。也要根据孩子吃奶时间的间隔，来调整奶粉量。比如，喂完100毫升母乳加100毫升奶粉后，宝宝4个小时还不饿，就说明奶粉量多了，可以适当减少奶粉量。

要注意的是，混合喂养时，不要在母乳中加入奶粉给宝宝吃。应该先喂完储藏的母乳，不够的情况下再喂配方奶。

阳光小贴士　混合喂养的宝宝有时不爱喝奶粉怎么办？

平时喂养时要注意喂养姿势等，或换换奶嘴试试，有时频繁地换奶粉品牌等情况也会引起宝宝厌奶，如果有生长发育不达标准的情况，最好去医院检查一下，看是否有微量元素缺乏的情况。

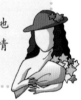

专家点评

只要方法得当，"班妈"一样可以将母乳喂养坚持到孩子一岁甚至更长时间。这个方法就是挤出母乳，正确地储存。

如何储备母乳：如果是3～5天内要喝的母乳可存在冰箱保鲜室内；若要保存久一点就得存在冷冻室内，但要注意奶水一定要先冷却才可放进冰箱内冷冻。

如何使用吸奶器：使用吸奶器须遵照厂商的说明书，每天要清洗与杀菌，买吸奶器之前最好也请教有经验的妈妈看哪一种较理想。国际母乳协会不建议使用橡胶圆球的吸奶器，因为这种挤奶器用力大小不好操作，且吸奶效果不好。

建议上班后的妈妈每天至少能保证三次哺乳，即下班回家后、晚上临睡前和清晨起床后，这样可以有效刺激分泌足够的乳汁，并尽量延长母乳喂养的时间。

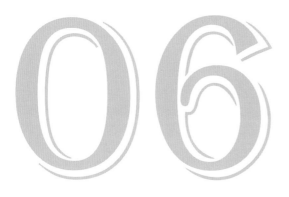

科学断奶

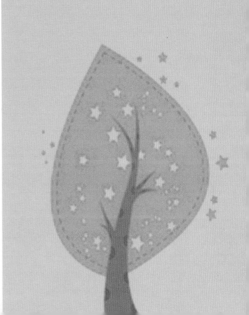

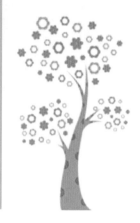

写给断奶妈妈的话

亲爱的断奶妈妈：

母乳喂养的日子怎么样？是不是既辛苦又幸福？这可是独一无二的人生体验啊！

可随着宝宝月龄的增长，他们对营养的需求也逐渐多样化，你的乳汁的质与量渐渐不足，我们就要试着改变宝宝饮食结构并断奶了。

什么时候该断奶？这可能是你纠结的问题。世界卫生组织建议全世界的妈妈母乳喂养至少到孩子两岁。晚断奶的确能让孩子身体和心智发育都很健康。如果你愿意并且条件允许，那就能喂多久就喂多久吧。

断奶之前你要给宝宝添加辅食，什么时候该添，该添加什么辅食呢？过早添加辅食，宝宝因消化功能尚欠成熟，会出现呕吐和腹泻现象，消化功能发生紊乱，而且辅食添加太早会使母乳吸收量相对减少，而母乳的营养是最好的，这样的替代得不偿失。过晚添加辅食，会造成宝宝营养不良，甚至有的宝宝会因此拒吃非乳类流质食品。

断奶有自然断奶和人工断奶两种。建议还是用逐渐减少喂奶次数、缩短喂奶时间、少吃下奶汤水的方法自然断奶吧；如果自然断奶实在无法实现，可以稍微喝点炒麦芽和山楂水，用芒硝敷胀起的奶。不是生病等特殊原因，不建议用吃药或打针的方法回奶。断奶也是对你和宝宝心理的考验，相信你们一定能顺利度过断奶期。

祝你断奶顺利，拥有更加灿烂美好的明天！

你的母婴护理朋友　聂娇

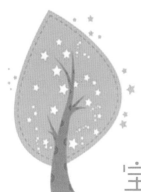

宝宝该加蛋黄了吧

随着宝宝长大，妈妈的乳汁的成分和量可能逐渐满足不了宝宝的需要了，该给他添加辅食了。本章就谈谈这件事。

母乳六个月就没营养了吗

聂娇大姐讲故事

慧35岁，在外企工作。生下宝宝后，她是坚定的母乳喂养拥护者，不管多辛苦，都一直坚持给宝宝喂母乳。

随着孩子渐渐长大，婆婆开始时不时在慧的耳朵边劝她：6个月以上，母乳就没营养了，光给孩子吃奶可不行，会耽误孩子长个儿长肉的！慧和老公偷偷研究：朋友们的孩子很多都是喂到一两岁啊，怎么会没营养呢？慧让老公跟婆婆沟通，可婆婆坚持说："人家喂母乳，就是给孩子当水喝，你还真以为能拿母乳当饭吃啊！一直吃他妈妈的奶，他能好好吃饭吗？"

正好，慧的单位工作很忙，经常加班，本来坚持母乳喂养的慧就这样动摇了。于是，刚满六个月的宝宝就匆匆断了奶。虽然心疼，可慧也确实担心孩子一味馋奶不好好吃饭。

一旦真给孩子断了奶，慧就后悔了。看着别的妈妈把宝宝抱在怀里喂奶的温馨画面，她好怀念啊！更重要的是，人家的宝宝也没有因为吃母乳而不吃辅食啊。

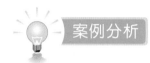

有的人说母乳6个月以上就没营养了，不如早断了。这恐怕是对母乳最普遍的误解之一，是没有科学根据的误传。

正常情况下，新生儿从出生到六个月，完全依靠母乳喂养，就能够得到成长所需的全部营养，不必添加任何辅助食品，包括水。

六个月以后，宝宝成长所需养分，单纯依靠母乳已经不够，需要添加辅食。辅食之所以称为"辅"食，正是因为它是辅助母乳的食品。宝宝在一岁之前，母乳仍是主要的食品和营养来源。每一位妈妈的乳汁都是为她的宝宝特别设计的，会随着宝宝的成长而变化，来满足宝宝不同时期的不同需要。比如说，当宝宝的身体受到新的病菌或病毒侵袭时，会通过吸吮乳汁将这个新敌人传送到妈妈身体里。妈妈的身体会立刻根据"敌情"制造免疫球蛋白，再通过乳汁传送给宝宝，在宝宝体内建立屏障，保护宝宝不受感染。

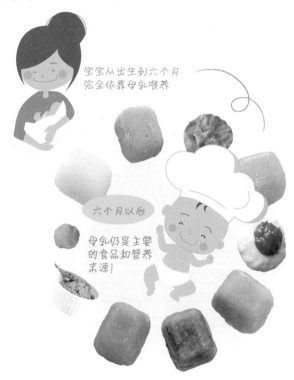

宝宝从出生到六个月完全依靠母乳喂养

六个月以后

母乳仍是主要的食品和营养来源！

世界卫生组织（WHO）建议全世界的妈妈至少母乳喂养到孩子两岁。我们身边也有好多朋友，一直吃母乳到三岁甚至七八岁，跟同龄人相比，他们身上的确更表现出了健康、聪明、独立性强、与人相处融洽等特质。

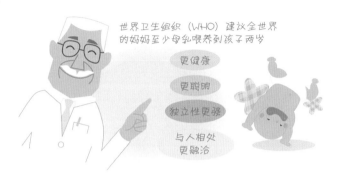

如何添加辅食

聂娇大姐讲故事

有一次，一位宝宝的姥姥问我："怎么我11个月大的外孙就是不爱吃饭呢？愁死我了。"我说："你现在给孩子添加什么食物呢？"她说："给他吃米粉、米糊啊，硬了怕他吃不了。"我说："孩子都11个月了，需要增加颗粒状的食物了，8个月就不能再只吃糊状食物了。"

我还见过一个小孩，到两岁了还不吃固体食物，原来从小家人就是用豆浆机把食物打碎了给他喝。

其实，孩子咀嚼能力和肠胃都是需要"锻炼"的，大人一味保护，对孩子来说有害无益。

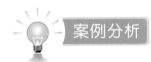

过早添加辅食，宝宝因消化功能尚欠成熟，会出现呕吐和腹泻现象，导致消化功能发生紊乱。另外，辅食添加太早会使母乳吸收量相对减少，

而母乳的营养是最好的，这样做得不偿失。当然，过晚添加辅食，会造成宝宝营养不良，甚至会因此拒吃非乳类流质食品。

宝宝4～6个月是辅食添加敏感期，要抓住这个时期，及时添加辅食。

一般医生会建议宝宝出生半月后开始补充鱼肝油。

宝宝出生6个月开始，加喂米粉、蛋黄、菜泥、果汁。

宝宝7～8个月，由半只蛋羹过渡到整只蛋羹，粥里可加少许肉末、鱼肉泥、肉松，给婴儿随意啃馒头片（1/2片）或饼干以促进牙齿发育。

宝宝9～10个月，喂稠粥、菜泥或碎菜、蛋羹、烂面条（面片），除菜泥还可在粥中加豆腐末、肉末、肝泥等。

宝宝11～12个月，可以吃接近一般的食品，如软饭、烂菜（指煮得烂一些的菜）、水果、碎肉和容易消化的点心。

（有关辅食添加的知识，请参阅阳光大姐金牌育儿系列之《婴幼儿辅食添加》一书）

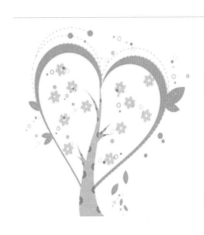

宝宝怎样顺利断奶

经过几个月甚至一到两年的母乳喂养，相信你和宝宝建立了独一无二的亲子关系，你们也适应了上班的短暂分离和回家的亲密无间，母乳也达到了完美的供需平衡。

但是随着宝宝的长大，他们对营养的需求也逐渐增大，母乳的质与量渐渐不足，我们就要试着改变宝宝饮食结构并断奶了。下面结合我的从业经历，跟你说说怎么让宝宝科学断奶、顺利断奶。

断奶时机的选择

你可能会说，我的宝宝从来不吃奶粉，他能适应不吃奶的日子吗？吃母乳是制止宝宝哭闹和哄睡的"杀手锏"，还有什么办法能哄他晚上按时睡觉呢？这就要求必须选择合适的时机和合适的方法来给宝宝断奶。

聂娇大姐讲故事

西西满六个月了，由于工作原因，西西的妈妈经常加班，白天一天不回家。西西又不好好吃奶粉，这可苦坏了照顾她的爷爷、奶奶。全家人决定：当机立断，给西西断奶！

可那时候正好是8月份，天气非常热，西西的妈妈借出差的机会躲出去了。头两天，西西歇斯底里地哭，不喝奶粉也不吃东西，哭累了才睡。醒了见不到妈妈又哇哇大哭，一哭一闹起了一身痱子。

好不容易吃了点奶粉，又开始腹泻、发烧。

远在外地的妈妈这时候也是归心似箭，见不到孩子妈妈心里七上八下的，一听说孩子生病了，马上赶了回来。见到宝宝，妈妈的乳汁又充盈了，西西又美美地吃上了母乳。西西妈妈决定不管再忙也要坚持母乳喂养，让孩子多享受点母乳吧。

西西的"断奶之旅"就这样结束了。

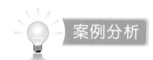

案例分析

在这个案例中，给西西选择的断奶时机不太好，一是夏天天气太热，宝宝容易出汗、起痱子，肠胃消化不好，而食物也容易腐烂变质，所以西西腹泻了。二是6个月的宝宝消化器官发育还不够完善，咀嚼和消化功能还不健全。三是宝宝刚刚添加辅食，也没适应吃配方奶，就匆忙断奶，宝宝适应不了。

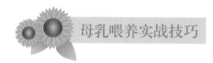

1. 合适的月龄

对于大部分妈妈来说，由于工作等原因，通常情况下，在宝宝一岁左右断奶比较合适。此时，宝宝的消化器官发育渐趋完善，咀嚼及消化功能在增强，能适应断奶。体弱的宝宝可适当推迟断奶的时间，以免降低宝宝身体的抵抗能力。

母乳确实是神奇的东西，延长哺乳期也是满足婴儿亲密情感需求的一种自然方式。研究表明，和妈妈紧密关系得到保障的婴幼儿，长大后更独立，更容易脱离妈妈，在学校里与老师、同学相处得更融洽，也更容易教导。所以我们提倡，有条件的话只要你们愿意，可以适当延长哺乳期，能喂多久就喂多久。

2. 最佳身体状况

必须选择宝宝身体状况良好时断奶，否则会影响宝宝的健康。因为断母乳，改吃牛奶和辅食后，宝宝的消化功能需要有一个适应过程，此时宝宝的抵抗力有可能略有下降。因此断奶要考虑宝宝的身体状况，宝宝生病期间更不宜断奶。

3. 最佳季节

断奶意味着宝宝生活习惯的改变，因此，断奶季节的选择要慎重。夏天宝宝出汗多，胃肠消化能力弱，食物又容易腐败变质，断奶改吃辅食容易导致宝宝腹泻、消化不良；冬季气候寒冷，宝宝容易着凉、感冒甚至可能患上肺炎，天冷了断奶，宝宝吃饭不好更容易生病。

断奶最好是在春暖花开或者秋凉的季节。春天断奶比较合适，因为天气越来越暖和，应季的水果也快下来了，能保证宝宝充足的营养。同时注意在辅食添加上变换花样，做到色香味俱佳，宝宝注意力很容易转移，当宝宝吃饱后就不会再哭闹着找妈妈了。

科学回奶

聂娇大姐讲故事

我服务过的一位产妇叫丽丽，产后16个月想给孩子断奶。她在网上查了一下回奶方法，说维生素B6一次要吃20片，她想会不会太多了？有点不敢吃。她就问我能不能支点招让她顺利回奶。

丽丽的奶属于超级多的那种，奶胀得实在太难受了，现在还一直往外喷！于是，我建议她选择喝麦芽水的方法回奶。

吃药和打针这些方法我是不赞成的，因为这种方法一般用于有特殊疾病的，有可能会导致生二胎的时候没奶回奶。

我对丽丽说，断奶最先开始的几天是很辛苦的，但一定要坚持下来。我告诉她千万别把奶一次性憋回去，不然容易伤害乳腺，还可能因为胀奶引起发烧等严重症状，危害最大的是要二胎的时候就可能没有奶了。

我告诉丽丽，奶很胀的时候，可以适当挤出一些，之后慢慢减少挤奶次数，再配合喝些炒麦芽水，奶就回去了。注意千万别压着乳房，压着乳房容易形成硬块引起乳腺炎。当时，我让丽丽坚持了一个多礼拜，疼是有点，但是慢慢来吧。实在胀得受不了时用热毛巾敷一下，然后挤出一小部分奶，并逐渐减少挤出的奶量，比如平时用吸奶器一次能吸出100毫升，回奶期间逐渐一次吸70毫升、50毫升、30毫升。不要一次吸空，要慢慢通过自身泌乳激素的减少达到断奶的目的。坚持几天就没什么感觉了。无论怎样，坚持就能胜利……

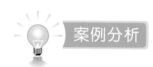

案例分析

一般来讲，回奶的方法主要有自然回奶和人工回奶两种。哺乳时间已达10个月至1年而正常断奶者，常可使用自然回奶方法，也就是逐渐减少喂奶次数和时间，逐渐回奶；而因各种疾病或特殊原因在哺乳时间尚不足10个月时断奶者，则多采用人工回奶方法，也就是突然停止喂奶或使用药物回奶。

另外，正常断奶时，如果奶水过多、自然回奶效果不好，亦可使用人工回奶方法。人工回奶通俗讲叫把奶憋回去，会对乳腺造成一定伤害，如果想要二胎的话，最好选择自然回奶法。

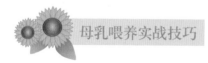

母乳喂养实战技巧

1. 自然回奶

自然回奶是逐渐减少喂奶次数，缩短吃奶时间，同时少进汤汁及下奶的食物，使乳汁分泌逐渐减少以致全无的回奶方法。

给宝宝断奶的技巧在于有一个准备期与适应期，让宝宝随着辅食的增加，渐渐淡忘母乳，直至不想吃为止，达到自然断奶的目的。这样做对母婴双方均有利。

（1）逐渐断奶。如果宝宝对母乳依赖很强，快速断奶可能会让宝宝不适，如果妈妈非常重视哺乳，又天天和宝宝在一起，突然断奶可能有失落感，因此可以采取逐渐断奶的方法。若妈妈和宝宝都做好了断奶准备，妈妈可以出差一段时间，几天之内就能完全断掉。

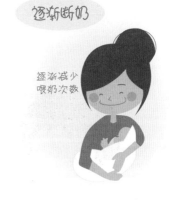

逐渐断奶的方法是，逐渐减少喂奶次数，缩短喂奶时间，同时应注意少进汤汁及下奶的食物，使乳汁分泌逐渐减少以致全无。比如从每天喂母乳6次，先减少到每天5次。等妈妈和宝宝都适应后，再逐渐减少，直到完全断掉。

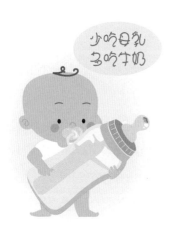

（2）少吃母乳，多喝奶粉。开始断奶时，可以每天都给宝宝喝一些配方奶，配方奶粉在营养结构方面优于普通鲜奶及全脂奶粉，且强化了多种维生素、矿物质及微量元素，各种营养素配比均衡，有利于宝宝的生长发育。同时有些配方奶粉在营养全面的基础上，营养素配比接近母乳，使宝宝更容易消化和吸收。奶粉还添加了特殊成分，能促进宝宝大脑发育。

（3）适时添加辅食。纯母乳喂养的宝宝，从宝宝出生6个月开始，加喂米粉、蛋黄、菜泥、果汁；7～8个月起加喂肝泥、鱼泥、粥、面条等食物。自宝宝10个月起，应逐渐减少哺乳的次数。可先减去1次，由奶粉、豆浆或鸡蛋羹代替。以后再根据宝宝的适应情况减少喂奶的次数，同时将宝宝的口味由单一逐渐变为多样。一岁左右的宝宝绝大多数长出部分乳牙，进食的食物可以从流质逐步过渡到半固体、固体，由泥、粥、羹状变为末、丁、小碎块，慢慢适应后，宝宝能进食了，断奶也就准备好了。

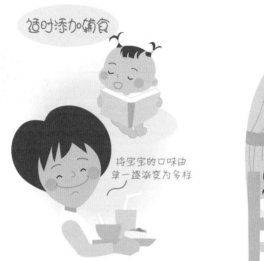
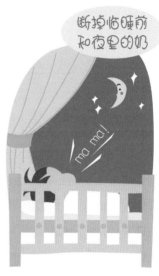

（4）停止临睡前和夜里喂奶。大多数宝宝都有半夜里吃奶和晚上睡觉前吃奶的习惯。宝宝白天活动量很大，不喂奶还比较容易。最难断掉的，恐怕就是临睡前和半夜里的喂奶了。可以先断掉夜里的奶，再断临睡前的奶。这时候，需要爸爸或家人的积极配合。宝宝睡觉时，可以改由爸爸或家人哄宝宝睡觉，妈妈避开一会儿。宝宝见不到妈妈，刚开始肯定要哭闹一番，但是没有了想头，稍微哄一哄也就睡着了。断奶刚开始会折腾几天，宝宝会一次比一次闹得程度轻，直到有一天，宝宝睡觉前没怎么闹就乖乖躺下睡了，半夜里也不醒了，好了，恭喜你，断奶初战告捷。

（5）减少宝宝对妈妈的依赖，爸爸的作用不容忽视。断奶前，要有意识地减少妈妈与宝宝相处的时间，增加爸爸照料宝宝的时间，给宝宝一个心理上的适应过程。刚断奶的一段时间里，宝宝会对妈妈比较黏，这个时候，爸爸可以多陪宝宝玩一玩。刚开始宝宝可能会不满，后来就习以为常了。让宝宝明白爸爸一样会照顾他，而妈妈也一定会回来的。对爸爸的信任，会使宝宝减少对妈妈的依赖。

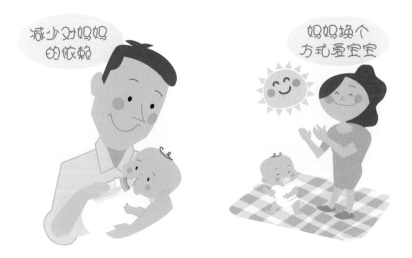

（6）妈妈换个方式爱宝宝。 在断奶前后，由于宝宝开始逐渐少吃母乳，可能会变得越来越依恋妈妈，易出现母子分离焦虑，此时妈妈要给他多些爱护，亲自喂他吃饭菜，和他一起做游戏，特别是在临睡前可以给他讲个故事，唱支摇篮曲，让他在妈妈柔和的声音中入睡，这样宝宝会感到虽然吃不到母乳了，妈妈还是时时在他身边关心他爱护他的，逐渐过渡、断掉母乳。

（7）培养宝宝良好的行为习惯。断奶前后，妈妈因为心理上的内疚，容易对宝宝纵容，要抱就抱，要啥给啥，不管宝宝的要求是否合理。但要知道，越纵容，宝宝的脾气越大。妈妈可以多抱抱他，哄哄他，但是对于宝宝的无理要求，却不要轻易迁就，不能因为断奶而养成了宝宝的坏习惯。这时，爸爸的理智对

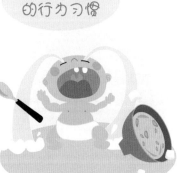

妈妈的情感能起到一点平衡的作用，当宝宝大哭大闹时，由爸爸出面来协调，宝宝比较容易听从。

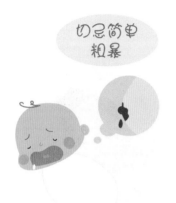

（8）切忌简单粗暴。断母乳是一个较复杂的过程，孩子要有个逐渐适应的时期，不但生理上要有个适应过程，心理上也有个适应过程，切忌不能用简单粗暴的方法来解决问题。有的妈妈在断奶时，采用一些不科学的方法，如在乳头上涂紫药水或抹上辣椒、黄连等，企图通过恶性刺激恐吓孩子来达到断奶的目的，这些做法很容易使孩子产生恐惧、焦虑、愤怒、悲伤等不良情绪，不仅给孩子的身心健康带来极大的伤害，还可能引起其他许多问题，是极不可取的。

2. 人工回奶

人工回奶就是突然停止喂哺、把奶憋回去或用药物迅速回奶的方法。

（1）减少饮水量，完全回奶前不喝发奶的汤或者干脆暂时不喝汤，以利于减少乳汁分泌和较快回奶。如果感到乳房不太胀，可不再挤奶，以免刺激乳房分泌乳汁。不过要完全没有奶一般要10天左右或者更长一点时间。

（2）炒麦芽、山楂熬水喝。每次炒麦芽100克、山楂30克熬两碗水，一天喝完。注意第一次煮的麦芽不要扔掉，可以和第二次的一起再煮，当煮第三次时，可以连同第一次和第二次的麦芽一起煮，这样回奶的效果会更好。因为多次煮麦芽回奶的药效才发挥得更好。

（3）芒硝回奶法。到药店买二斤芒硝，可以分8份装。用纱布缝制4个布袋（双层纱布就可以）装上芒硝，每个袋子装一份芒硝。先把乳汁吸空，在整个乳房很软的状态下，把装有芒硝的4个袋子分别放在双侧的乳房和乳头上，也就是把装芒硝的两个袋子同时放在一侧乳房的左右位置或上下位置上。敷在两个乳房上后，可以戴上胸罩固定住。最好晚上睡觉的时候敷，以缓解乳房胀痛，乳汁因芒硝的挤压会自动流出，此时芒硝会变硬，再把另外4份芒硝重新装在袋子里。这种方法效果非常好，敷一个晚上，过几天奶就会退了。

（4）不要吃回奶药和打针回奶。头胎如果打针回奶的话，生二胎的时候就可能一点奶都没有。打针、吃药回奶的方法适用于产妇生产后，自身患有传染疾病不能喂养宝宝，必须马上回奶的，比如，乙肝携带者、患乳腺癌、乳房脓肿需手术者等。可口服维生素B6，每次10片，连服3～5天；或口服己烯雌酚，每次5毫升，每日3次，连服3～5天；或肌肉注射雌激素类药物，如肌肉注射苯甲酸雌二醇，每次2毫升，每日2次，连续注射3～5日，即可回奶。

专家点评

科学断奶首先应选择适当的断奶时机。对于小儿来讲，最好在正式断乳之前，逐渐加大其添加的辅食量，减少喂奶次数，使其逐渐适应饮食改变的情况，为完全断奶做好准备。断奶时间应尽量避开严冬、盛夏季节，因为小儿在特殊的气候条件下，加上断奶引起的反应，容易生病。断乳时间还应选在小儿身体状况较好时，如果小儿体虚，或出现感冒、腹泻等情况时，应暂缓断奶。断奶后，应在给小儿喂食半固体、固体食物的同时，加上配方奶粉，以保证其生长发育所需营养物质的供给。不要认为孩子已可以吃饭了，就不必吃奶了。

断奶除要掌握好时间以外，还要采取科学的断奶方法。

（1）营养方式上要逐渐增加辅食，逐渐减少吸吮奶汁的时间和数量。

（2）进食方式上逐渐增加孩子用杯子喝饮料、喝汤和用勺吃饭、吃菜的机会，淡化孩子对吸吮乳汁的心理依赖。

（3）增加父亲和其他亲人喂食次数，淡化孩子对母亲的依恋。

（4）断奶要采取渐进方式，不可突然、强制施行。断奶初期可能孩子有些不适应，可给他一个"安慰奶嘴"作某种程度的代替，或者多与孩子亲近、多抱抱孩子、增加新玩具等。

（5）断奶后应给孩子一些心理抚慰，多方面给以鼓励、关心，尽快让孩子尽快摆脱对吸吮乳汁的依赖。

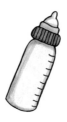

图书在版编目（CIP）数据

母乳喂养和产后乳房护理 / 聂娇等著 . —济南：
山东教育出版社，2015
（阳光大姐金牌育儿系列 / 卓长立，姚建主编）
ISBN 978-7-5328-9137-5

Ⅰ.①母… Ⅱ.①聂… Ⅲ.①母乳喂养 ②产褥期—乳
房—护理 Ⅳ.① R174 ② R655.8

中国版本图书馆 CIP 数据核字（2015）第 234974 号

阳光大姐金牌育儿系列

母乳喂养和产后乳房护理

聂娇 等著

主　　管：山东出版传媒股份有限公司
出 版 者：山东教育出版社
　　　　　（济南市纬一路321号　邮编：250001）
电　　话：(0531) 82092664　传真：(0531) 82092625
网　　址：www.sjs.com.cn
发 行 者：山东教育出版社
印　　刷：肥城新华印刷有限公司
版　　次：2015年10月第1版第1次印刷
规　　格：710mm×1000mm　16开
印　　张：11.25印张
字　　数：137千字
书　　号：ISBN　978-7-5328-9137-5
定　　价：35.00元

（如印装质量有问题，请与印刷厂联系调换）
电话：0538-3460929